U0382120

● 本著作受到西北师范大学外国语言文学省级重点学科及校级优势学科的资助。

● 本著作是国家社会科学基金项目一般项目"基于语料库的医生话语策略与和谐医患关系建构研究"（17BYY086）的阶段性成果。

医患会话中医生诊疗话语的
个体化意义建构研究

梁海英　著

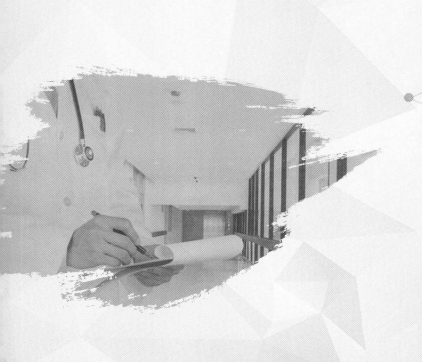

中国社会科学出版社

图书在版编目（CIP）数据

医患会话中医生诊疗话语的个体化意义建构研究／梁海英著. —北京：
中国社会科学出版社，2019.9
ISBN 978-7-5203-5149-2

Ⅰ.①医… Ⅱ.①梁… Ⅲ.①医药卫生人员－人际关系学－
研究　Ⅳ.①R192

中国版本图书馆 CIP 数据核字（2019）第 208988 号

出　版　人	赵剑英
责任编辑	陈肖静
责任校对	刘　娟
责任印制	戴　宽

出　　　版	中国社会科学出版社
社　　　址	北京鼓楼西大街甲 158 号
邮　　　编	100720
网　　　址	http://www.csspw.cn
发　行　部	010-84083685
门　市　部	010-84029450
经　　　销	新华书店及其他书店

印　　　刷	北京明恒达印务有限公司
装　　　订	廊坊市广阳区广增装订厂
版　　　次	2019 年 9 月第 1 版
印　　　次	2019 年 9 月第 1 次印刷

开　　　本	710×1000　1/16
印　　　张	14.5
插　　　页	2
字　　　数	196 千字
定　　　价	76.00 元

目　　录

第 1 章　引言 ……………………………………………… 1

1.1 研究背景 ……………………………………………… 2

1.2 研究目标 ……………………………………………… 6

1.3 研究意义及创新之处 ………………………………… 7

1.4 论文结构 ……………………………………………… 8

第 2 章　文献综述 ………………………………………… 12

2.1 医患会话研究综述 …………………………………… 12

　2.1.1 会话分析视角 …………………………………… 13

　2.1.2 语用学视角 ……………………………………… 15

　2.1.3 社会语言学视角 ………………………………… 17

　2.1.4 系统功能语言学视角 …………………………… 18

　　2.1.4.1 医患会话中的概念意义研究 ……………… 18

　　2.1.4.2 医患会话中的人际意义研究 ……………… 21

　　2.1.4.3 医患会话综合研究 ………………………… 23

2.2 个体化研究综述 ……………………………………… 29

　2.2.1 个体化研究的理论渊源 ………………………… 29

　2.2.2 从体现化、实例化到个体化 …………………… 34

　2.2.3 语义变异理论视角下的个体化研究 …………… 46

2.3 个体化与身份的话语建构研究 ……………………… 50

1

2.3.1 身份的话语建构研究 ·· 51

2.3.2 身份话语建构研究的系统功能语言学视角 ·············· 55

2.4 以往研究的不足 ··· 56

2.5 小结 ·· 57

第 3 章　理论基础和分析框架 ·· 58

3.1 系统功能语言学语言使用者研究视角 ··················· 58

3.1.1 从语言使用到语言使用者 ···································· 59

3.1.2 语义变异理论与语言使用者 ································· 63

3.1.3 语码变异概念与语言使用者 ································· 64

3.1.4 个体化理论与语言使用者 ···································· 65

3.1.5 基于语言使用者的系统功能语言学层次化模式 ······ 67

3.2 个体化资源分配视角理论框架 ···························· 68

3.3 人际意义个体化分析框架 ···································· 70

3.3.1 语气系统 ··· 71

3.3.2 评价系统 ··· 71

3.3.3 身份建构 ··· 74

第 4 章　研究方法 ··· 80

4.1 研究问题 ·· 80

4.2 研究对象 ·· 80

4.3 语料收集及转写 ··· 82

4.4 语料标注 ·· 83

4.4.1 语气系统标注 ·· 83

4.4.2 评价系统标注 ·· 88

4.5 语料统计 ·· 91

4.5.1 语料库容量描述 ··· 91

4.5.2 语料统计方法 ·· 92

4.6 语料分析步骤 ·· 94

4.7 小结 ·· 95

第 5 章　医生人际意义个体化建构的语气资源 ·········· 97

5.1 语气系统数据统计 ··································· 98

5.2 性别差异与语气资源的选择 ·························100

5.2.1 性别差异与语气类型 ·······················101

5.2.2 性别差异与附加语 ·························111

5.2.3 性别差异与语气词 ·························116

5.2.4 性别差异与主语 ···························122

5.2.5 小结 ·····································124

5.3 经验差异与语气资源的选择 ·························125

5.3.1 经验差异与语气类型 ·······················126

5.3.2 经验差异与附加语 ·························138

5.3.3 经验差异与语气词 ·························140

5.3.4 经验差异与主语 ···························144

5.3.5 小结 ·····································145

5.4 讨论 ··146

第 6 章　医生人际意义个体化建构的评价资源 ··········152

6.1 性别差异与介入资源的选择 ·························153

6.1.1 性别差异与介入资源选择的总体差异 ·········154

6.1.2 性别差异与收缩资源 ·······················161

6.1.3 性别差异与扩展资源 ·······················169

6.1.4 小结 ·····································174

6.2 经验差异与介入资源的选择 ·························175

6.2.1 经验差异与介入资源选择的总体差异 ·········175

6.2.2 经验差异与收缩资源 ·······················181

　　6.2.3 经验差异与扩展资源 ·· 182

　　6.2.4 小结 ·· 183

　6.3 讨论 ··· 184

第 7 章　个体化意义与医生个体化身份建构 ················· 188

　7.1 性别差异与医生个体化身份建构 ························ 188

　　7.1.1 性别差异与医生个体化意群 ································· 188

　　7.1.2 性别差异与医生个体化身份建构 ························ 190

　7.2 经验差异与医生个体化身份建构 ························ 193

　　7.2.1 经验差异与医生个体化意群 ································· 193

　　7.2.2 经验差异与医生个体化身份建构 ························ 195

　7.3 个体身份差异与符号资源的分配 ······················· 198

第 8 章　结论 ··· 201

　8.1 本书的主要发现 ··· 201

　8.2 本书的主要贡献 ··· 204

　8.3 本书的不足之处 ··· 206

　8.4 未来的研究方向 ··· 207

参考文献 ·· 210

图示目录

图 2-1 个体化层级关系图 ⋯⋯⋯⋯⋯⋯⋯⋯⋯⋯⋯ 35

图 2-2 个体化与层次化之间的关系 ⋯⋯⋯⋯⋯ 36

图 2-3 亲和关系的层次化分析框架 ⋯⋯⋯⋯⋯ 37

图 2-4 不同犯法青少年的身份分类 ⋯⋯⋯⋯⋯ 42

图 2-5 两种语类中犯法青少年的身份建构图 ⋯⋯⋯⋯ 44

图 2-6 犯法青少年身势语示意图 ⋯⋯⋯⋯⋯⋯ 45

图 3-1 个体到群体的演变过程 ⋯⋯⋯⋯⋯⋯⋯ 61

图 3-2 个体至个性化的人的演变过程 ⋯⋯⋯⋯ 62

图 3-3 语言变异类型图 ⋯⋯⋯⋯⋯⋯⋯⋯⋯⋯ 64

图 3-4 个体化理论的亲和关系和资源分配视角 ⋯⋯⋯⋯ 66

图 3-5 相同情景语境下个体化语言差异的层次图 ⋯⋯⋯⋯ 68

图 3-6 个体化自上而下资源分配视角理论框架 ⋯⋯⋯⋯ 69

图 3-7 评价系统 ⋯⋯⋯⋯⋯⋯⋯⋯⋯⋯⋯⋯⋯ 72

图 3-8 介入中的多声资源 ⋯⋯⋯⋯⋯⋯⋯⋯⋯ 73

图 3-9 人际意义个体化分析框架 ⋯⋯⋯⋯⋯⋯ 74

图 3-10 语码类型分布 ⋯⋯⋯⋯⋯⋯⋯⋯⋯⋯ 76

图 3-11 不同犯法青少年的身份分类 ⋯⋯⋯⋯⋯ 77

图 3-12 联络员的意群选择 ⋯⋯⋯⋯⋯⋯⋯⋯⋯ 78

图 3-13 医生个体化身份建构分析框架 ⋯⋯⋯⋯ 78

图 4-1 本书所用语气系统图 ⋯⋯⋯⋯⋯⋯⋯⋯ 85

图 4-2 研究过程流程图 ⋯⋯⋯⋯⋯⋯⋯⋯⋯⋯ 96

图 5-1 男女医生语气类型标准化频率对比图 ⋯⋯⋯⋯ 102

图 5-2 男女医生附加语标准化频率对比图 …………………………… 112

图 5-3 男女医生语气词标准化频率对比图 …………………………… 119

图 5-4 经验型医生和新手型医生小句类型标准化频率对比图 ……… 127

图 5-5 经验型医生和新手型医生疑问句内部标准化频率对比图 …… 133

图 5-6 经验型医生和新手型医生附加语标准化频率对比图 ………… 138

图 5-7 经验型医生和新手型医生语气词标准化频率对比图 ………… 142

图 6-1 男女医生收缩资源和扩展资源标准化频率对比图 …………… 155

图 6-2 男女医生收缩资源标准化频率对比图 ………………………… 162

图 6-3 男女医生扩展资源标准化频率对比图 ………………………… 169

图 6-4 经验型医生和新手型医生收缩资源和扩展资源标准化频率对比图 … 176

图 6-5 经验型医生和新手型医生收缩资源标准化频率对比图 ……… 181

图 6-6 经验型医生和新手型医生扩展资源标准化频率对比图 ……… 182

图 7-1 男医生人际意义建构意群图 …………………………………… 189

图 7-2 女医生人际意义建构意群图 …………………………………… 189

图 7-3 男女医生身份建构拓扑图 ……………………………………… 192

图 7-4 经验型医生人际意义建构意群图 ……………………………… 194

图 7-5 新手型医生人际意义建构意群图 ……………………………… 195

图 7-6 经验型医生和新手型医生身份建构拓扑图 …………………… 196

表格目录

表 2-1 语言使用者联结建立示例表 ···················· 40

表 3-1 语言变体 ···················· 60

表 4-1 20 名医生信息表 ···················· 81

表 4-2 汉语介入资源词汇语法表 ···················· 89

表 4-3 医患会话总览表 ···················· 91

表 4-4 男女医生语气词调整残差数据表 ···················· 93

表 5-1 医生语气系统选择一览表 ···················· 98

表 5-2 语气系统性别个体化差异总计表 ···················· 100

表 5-3 男女医生小句类型调整残差数据表 ···················· 103

表 5-4 男女医生附加语调整残差数据表 ···················· 112

表 5-5 汉语语气词体现的人际意义 ···················· 117

表 5-6 语气词性别差异一览表 ···················· 118

表 5-7 男女医生语气词调整残差数据表 ···················· 119

表 5-8 经验型医生和新手型医生语气系统个体化差异总计表 ···················· 125

表 5-9 经验型医生和新手型医生语气类型调整残差数据表 ···················· 127

表 5-10 经验型医生和新手型医生疑问句内部调整残差数据表 ···················· 133

表 5-11 经验型医生和新手型医生附加语调整残差数据表 ···················· 139

表 5-12 经验型医生和新手型医生语气词使用一览表 ···················· 141

表 5-13 经验型医生和新手型医生语气词调整残差数据表 ···················· 142

表 5-14 医生协商性语气资源体现方式 ···················· 147

表 6-1 男女医生介入资源使用细目表 ···················· 153

表 6-2 男女医生介入资源使用总计表 ···················· 154

表 6-3 男女医生收缩资源调整残差数据表 ················ 162

表 6-4 男女医生扩展资源调整残差数据表 ················ 170

表 6-5 经验型医生和新手型医生介入资源使用总计表 ·········· 176

表 6-6 经验型医生和新手型医生收缩资源调整残差数据表 ······ 181

表 6-7 经验型医生和新手型医生扩展资源调整残差数据表 ······ 183

表 6-8 医患会话中医生介入资源使用策略 ················ 186

表 7-1 男女医生专业术语使用频率细目表 ················ 190

表 7-2 经验型医生和新手型医生专业术语使用频率细目表 ······ 195

第1章　引言

本书在系统功能语言学个体化理论^①（Individuation）的框架内，探讨医患会话中医生诊疗话语的个体化意义建构，主要集中于人际意义的个体化建构。当前医患会话研究主要是从会话分析、语用学、社会语言学和系统功能语言学视角对医患会话的特征、语用原则和患者话语进行探讨，而从系统功能语言学个体化视角对医患会话进行的研究还较为薄弱。个体化是系统功能语言学继体现化、实例化后提出的另一种层级关系。个体化主要关注文化的意义潜势在社会群组或个体之间的分布、分配以及个体使用者的文化归属，以解读语言系统中的个体差异以及个体与系统的关系。目前对个体化的研究尚处于开始阶段，且多数集中在个体化理论自下而上的亲和关系视角（affiliation）（如Martin，2010；Knight，2010；于洋，2013b），而对自上而下的资源分配视角（allocation）的研究却很少，仅见于韩茹凯（Hasan，1990；1999；2004），马丁（Martin，2008；2014）的个别研究中。因此，本书的人际意义个体化建构研究主要是关注个体化理论自上而下的资源分配视角，考察文化中的符号资源如何配置到亚文化群体，及在亚文化群体内部的人际意义个体化建构和个体化身份的建构。具体而言，本书从个体化自上而下的资源分配视角出发，建立更为详细的资源分配理论框架，以医患门诊会话为语料，基于定量和定性的研究方法，通过录音转写，自建语料库，利用系统功能语言学人际意义建构的分

---

① 个体化：个体化是社会学、心理学、语言学和哲学的研究课题，与社会化相对。个体化是从社会整体向作为个体自然人演变的过程。本研究所指的个体化仅限于系统功能语言学的个体化理论。

析框架，深入探讨由于性别和工作经验差异所造成的医生人际意义选择上的个体化差异及其体现形式，基于此探讨个体化身份的建构。本章为前言部分，主要探讨本书的研究背景、研究目标和研究内容、研究意义和创新之处，以及各章节的安排。

1.1 研究背景

医患会话作为机构会话的重要组成部分一直受到研究者的关注，研究者从不同的视角对医患会话进行了研究，如从会话分析、语用学和社会语言学等视角进行研究。会话分析视角主要关注医患会话的话语特征，包括医患会话中的话轮转换（如 Maynard，1992；Drew & Heritage，1992）、会话结构（如 Lehtinen & Kaariainen，2005；牛利，2014）、问句（如 Heritage & Robinson，2006；Heritage，2011）、回述（如 Gafaranga & Britten，2004；于国栋，2009），以及移情（如 Wynn & Wynn，2006）等；语用学视角主要关注医患会话中的话语策略和言语行为（如 Adegbite & Odebunmi，2006）、以及礼貌原则和合作原则等（如 Jiang，1999；王晋军，2002；刘兴兵，2008）。社会语言学视角主要探讨阶层、教育背景、性别与医患会话之间的关系（如 Pllard & Hyatt，1999；McKenzie，2002；Menz et al.，2006）；还有研究者从上述三种研究视角来探讨医患会话中的权利关系（如 Coulthard & Ashby，1975；Ibrahim，2001；Černý，2004）。从这三种研究视角来看，目前的研究重点主要集中在对医患会话特征的微观描写、医患会话中的礼貌原则等语用因素，以及医患会话中的权力关系。

就系统功能语言学视角而言，研究者主要从系统功能语言学的三大元功能和语境等视角对医患会话进行研究。首先，研究者对医患会话中的概念意义进行了研究，如韩礼德（Halliday，1998）对疼痛语法的研究；马特斯（Mathers，2005）对患有多动症儿童的小句复杂度进行了研究，以及麦克马努斯（MacManus，2009：27-56）对英国病人信息活页中及物性过程进行了历时性的研究。其次，研究者对医患会话中的人际意义进行了研究，特别是对患者话语的人际意义建构进行了研究。如阿姆斯特朗与其他研究者（如 Armstrong & Mortensen，2006；Armstrong et al.，2006）研究了失语症患者在言语功能方面的缺陷；科恩（Cohen，2011）以研究者与四位精神分裂症和四位其他精神疾病患者之间的会话为语料，分析了精神分裂症患者在人际意义建构中的缺失，以及莫科（Mok，2011）以研究者与五位痴呆症患者的会话为语料，分析了痴呆症患者人际意义建构的特征。研究者除了对医患会话中的概念意义和人际意义进行了单独研究，还从概念意义和人际意义的结合，以及语篇意义和语境等综合视角对医患会话进行了研究。如斯莱德等对急诊科医患会话中的概念意义，人际意义等多方面进行了研究（如 Slade et al.，2008；Slade et. al.，2015）；汤姆森（Thomson，2000；2003；2005）对比了患特殊言语损伤的儿童话语与正常儿童话语在语篇组织方面的差异；麦迪逊（Matthiessen，2013）从语境、概念意义，以及实例化和层次化的角度对医疗机构的交际进行了较为全面的研究。上述从系统功能语言学视角对医患会话的研究主要从概念意义、人际意义，以及语境等视角对医患会话的特征进行描写，或对患者话语进行了不同方面的探讨，但从系统功能语言学个体化视角对医患会话的研究则较少涉及。

个体化是系统功能学提出的以语言使用者为主的理论视角，主要探讨个体与社会群组之间的相互关系，既可以探讨个体如何与群体建立亲和关系，也可以探讨语言使用者的个体身份的形成过程及特征。而近几十年的系统功能语言学研究主要关注层次化和实例化。层次化指抽象的程度，指把一种意义模式记录为另一种意义模式。层次化把语言抽象为音系模型、词汇—语法模型和语义模型。语言系统中这三种层级之间的关系是体现关系。低一级的层次体现高一级的层次，即音系层体现词汇—语法层，词汇—语法层体现语义层层级化（Halldiay，1978；Halliday & Hasan，1985；转引自马丁和王振华，2008：74）。后来系统功能语言学又把重点放在系统与语篇之间的实例化上，认

3

为语篇是系统经过语类和语域制约后生成的实例（Halliday，1978；1994；2008）。

　　然而韩礼德的研究主要重视语境类型与语言功能变体之间的关系，未对语言使用者本身进行深入的研究。系统功能语言学内部有学者认识到语言使用者的重要性，从不同方面对语言使用者展开了研究（朱永生和王振华，2013：162）。例如，韩茹凯（Hasan，1983；1990）通过对学龄前儿童与母亲及老师之间的会话进行研究之后，发现社会阶层和性别与具体的话语活动参与者所使用的语义表达形式之间有着十分紧密的关联；麦迪逊（Matthiessen，2007）把这些表达形式叫做语码变体（codal variation），并指出这种变体介于方言变体和功能变体之间；而马丁则明确提出个体化理论这一术语。马丁（Martin，2010：1）认为，个人的语言特质和语言系统的关系并非实例化关系，现有的系统功能语言学分析框架中应该增加一个关照个体语言使用者和社会文化系统资源关系的维度——个体化维度，以分析言语个体在层次化结构各层面上所拥有的语言资源及使用状况，最终解释个体差异、语言系统和语言异质的关系问题。个体化研究的新颖之处在于关注作为社会人出现的活动参与者个体与他通过使用具有自身特点的语言资源所体现的个人身份之间的关系，强调的是人在社会活动、尤其是话语交际中的作用和价值（朱永生和王振华，2013：168）。

　　个体化理论的提出给我们提供了新的研究视角，有助于我们进一步探讨语言与社会的关系、社会因素导致的话语活动参与者在语言选择上的差异，以及个体或群体的身份建构。因此，本书将以系统功能语言学的个体化为理论基础，全面分析医患会话中医生诊疗话语人际意义的个体化建构，包括词汇语法层的语气系统，以及语义层的评价系统中的人际意义个体化建构，并基于人际意义资源的选择差异，深入分析不同医生在医生群体中的个体化身份建构过程。

　　本书有别于社会语言学关于社会因素与语言关系的研究。首先，本书是以系统功能语言学个体化理论为框架，深入探讨语言使用者在相似情景语境下，因社会语境差异而造成的语义选择差异，及词汇语法体现形式。语言使用者的语言使用被看作一种意义潜势，在相似情景语境下，因社会符号资源分配的不平衡，促使个体语言使用者形成个体化的语码取向，这种个体化的语码取向会限制语言内部语义选择的差异性，并进一步在词汇语法层面加以体现。个体化理论从语言使用者的角度出发，关注语言使用的语境与语言内部的制约关系，而且基于系统功能语言学聚合关系的研究方法有助于从精密度上系统分析语言内部的语义选择差异，以及词汇语法体现形式，能更为深入地揭示语言使用者或个体在语言使用中的形式和意义、语言与社会的相互制约关系。而社会语言学对性别等社会因素与语言之关系的研究，主要从语言变体等方面加以描述，并未更深地揭示语言使用者的语言内部个体化差异的系统特征、语言使用的形式与意义、语境与语言内部的相互关系。如以拉波夫（Labov）和特鲁吉尔（Trudgill）为代表的社会方言学派对语言变异与社会因素之间的研究。社会方言学派主要探讨阶级、职业、年龄和性别等社会变量形成的语言变异（如 Labov，1972；Trudgill，1984），但研究主要是对语言形式的描写。谈及语言的社会性，就必须要考虑说话人需表达何种意义，考虑形式和意义的关系，仅关注局部语言特点而忽略语言的全貌，仅关注某些形式的变化而不考虑意义与形式的相关性，就无法对语言异质特征进行客观描述（陆丹云，2011）。其次，个体化理论除了探讨语言使用者语境与语言内部之间的关系，还以语言使用者的具体语言使用为出发点，探讨个体或群体身份的建构（如 Martin & Zappavigna，2013；Knight，2010）。本书以医患会话中医生诊疗话语的人际意义个体化建构为基础，探讨不同变量的医生个体化身份的建立，以及其在医生群体中所处的位置。本书从语言内部的微观使用为基础，结合语言与社会的宏观关系，深入探讨语言使用者在群体中的个体化身份建构及在群体中所处的位置，有助于更为深入地了解语言使用者个体化身份的建构过程和具体语言体现方式。而社会语言学有关身份建构的研究主要探讨性别身份或群体身份等的特点，如社会方言学派对性别身份的研究以及言语社区理论对群体身份的研究（如 Labov，1972；Gumperz，1968；徐大明，2004），这些研究主要是从语言变体的形式描写来探讨性别身份，或从群体具有的交际规范和语言使用规范来探讨群体身份的建构，忽视了语义的差异性，及群体中的个体语言使用者的主观能动性，未探讨群体内部不同语言使用者所处的个体化位置。因此，本书有助于深入了解不同语言使用者在群体中的个体化身份建构及在群体中所处的位置，注重探讨意义的个体化建构差异及个体化身份的建构。

1.2 研究目标

在个体化理论自上而下的资源分配视角中，从文化意库至个体意库的分配过程中，个体在某一群组中既共享一些核心特征，又因社会资源分配的不平衡，造成语言内部的使用差异，进而在亚文化群体中建构不同的身份。就医患会话的本质而言，医患会话的主要特征是医患之间的对话性，即如何通过人际意义的建构来体现医患之间的对话性本质。因此，本书以医患门诊会话为语料，以医患会话中的医生为研究主体，探讨医患会话中医生诊疗话语的人际意义个体化建构过程。为了研究医生诊疗话语人际意义个体化的体现方式，我们以性别和工作经验为变量，对医生人际意义个体化在语气系统和评价系统的体现方式进行研究，在此基础上对医生身份的个体化建构进行探讨。影响医生诊疗话语的社会因素有很多，本书选取了性别和工作经验两个变量进行研究，是因为性别和工作经验是医生亚文化群体中的两个较为明显的影响医生话语的社会因素，也是个体化特征的体现方式。鉴于此，本书仅选取性别和工作经验两个单独变量，来深入探讨因性别和工作经验差异而形成的医生人际意义个体化建构过程，以及由两个独立变量导致的人际意义个体化建构之间的异同。

本书以 20 名医生的 104,825 字的医患门诊会话为语料来源，探讨不同医生在与患者会话时，其人际意义建构的个体化差异，以及由此形成的个体化身份特征。因此，本书的目标具体有三个方面：1）医生在建构人际意义时是否存在个体化差异，包括词汇语法层的语气系统选择和语义层的评价系统选择；2）基于医生人际意义的个体化差异，医生建构出何种个体化身份。具体而言，我们主要以医生人际意义建构的个体化差异为依据，结合本书提出的个体化身份建构分析框架，探讨医生的个体化身份建构过程。

1.3 研究意义及创新之处

本书从个体化理论资源分配视角深入剖析医生人际意义个体化建构，并借鉴社会学的合法化语码理论探讨医生个体化身份建构，具有以下理论意义和实践意义。

从理论层面来说，首先，个体化是系统功能语言学研究的新视角，本书从新的理论视角，既从宏观视角探讨社会资源与个体资源分配之间的关系，又从微观视角以语言使用者的具体语言资源为依据，探讨个体化意义和身份建构。本书遵循个体化理论的资源分配视角的基本理念，提出了更为详细的资源分配理论框架和分析框架，并且提出了以语言使用者为基础的系统功能语言学研究模式，有助于深化系统功能语言学的语言使用者视角研究。其次，目前身份建构研究的理论视角主要以定位伦、会话分析、系统功能语言学等为主，本书将社会学的合法化语码理论与系统功能语言学的元功能思想相结合，这一理论视角能更为深入地揭示不同医生在医生亚文化群体中所建构的个体化身份，以及在群体中所处的位置，本书的身份建构分析框架有助于扩展身份建构研究的视野；最后，目前机构会话研究主要以会话分析、语用学、社会语言学等为理论依据，主要分析医患会话的话语特征，医患之间的不平等关系。本书着力从系统功能语言学的角度分析医生话语的个体化差异及身份建构，能进一步加深对机构会话的研究广度。

从实践意义来讲，首先，本书的理论框架、分析框架及分析过程对实际的语篇分析具有一定的借鉴作用。基于系统功能语言学的个体化理论和人际意义建构，本书提出了较为具体，操作性较强的分析过程，其具体的分析步骤和研究方法为研究者进行具体的语篇实践分析提供了一定的借鉴；其次，本书的研究视角和研究方法可以被扩展到其他机构会话的研究中，用以发现其他机构会话的个体化意义建构的规律性特征，以及身份建构特点。

本书的创新之处首先体现在研究视角上。目前从个体化理论视角对医患会话的研究还相对薄弱，本书以此为出发点，深入探讨医患会话中医生个体化意义的建构，可以扩展对医患会话的研究范围。其次，本书的创新之处也体现在对个体化理论的发展。个体化理论是系统功能语言学研究的新视角，因其还处于起始阶段，其自上而下的资源分配视角还缺乏实际、可操作的理论。本书致力于建构具有实际操作性的资源分配理论框架，这将极大丰富个体化的研究范式。最后，本书的创新之处还体现在具有较强操作性的分析框架和分析步骤。包括对人际意义个体化建构的具体分析框架和步骤，以及身份建构分析框架。本书借鉴埃金斯和斯莱德（Eggins & Slade，2004）对语气系统的分析，以及马丁和怀特（Martin & White，2005）对评价系统的论述，结合相关汉语方面的研究，提出了操作性较强的分析框架和分析步骤，这对更为深入地分析汉语人际意义个体化建构具有借鉴作用。尽管个体化资源分配视角提出了个体与群体之间的资源分配差异，但其差异的体现方式却不明确，本书借鉴合法化语码理论的专门性研究，将其与个体化理论相结合，提出了具体的个体化身份建构的分析框架，能更为深入地分析语言使用者的个体化身份建构过程及具体特征。

1.4 论文结构

本书共 8 章，第 1 章为引言。本章首先介绍了本书的研究背景，论述了目前医患会话和个体化理论的研究现状和不足之处。随后介绍了本书的研究目标。鉴于当前医患会话和个体化研究的不足，本书主要探讨因性别和工作经验差异而造成的医生人际意义建构的个体化差异以及由此形成的个体化身份建构。本章的后半部分探讨了本书的研究意义和创新之处，主要从理论和实践角度总结了本书的研究意义和创新之处。最后介绍了本书的具体章节安排。

第2章为文献综述。本章主要对与本研究紧密相关的文献进行了梳理，包括医患会话研究、个体化研究和身份的话语建构研究。本章首先对医患会话研究进行了梳理，包括会话分析、语用学、社会语言学和系统功能语言学视角的相关研究。鉴于当前医患会话研究中从个体化理论视角出发探讨个体语言使用者的语言使用差异的研究较少，在接下来的一节中我们主要回顾了个体化研究，包括个体化的心理学和语言学上的理论渊源、个体化理论的提出及相关研究。之后我们回顾了身份的话语建构研究。由于本研究在对医生人际意义个体化建构分析之后，将以本研究提出的身份建构分析框架为主探讨医生的个体化身份建构，因此我们在之后的一节回顾了当前身份的话语建构研究现状，包括从展演论、定位论、会话分析、成员类属分析，到系统功能语言学对身份的话语建构研究。最后我们总结了以往研究的不足之处，以及进行本研究的必要性和合理性。

第3章为理论基础和分析框架。本章首先介绍了理论渊源，回顾了系统功能语言学的语言使用者研究视角的发展历程，并结合个体化理论建构出了以语言使用者为中心的系统功能语言学理论框架。随后我们提出了适合本研究的更为详尽的个体化自上而下的资源分配视角的理论框架。在详细的理论框架指导之下，本章接下来主要介绍了本研究的分析框架。该小节主要包括人际意义建构分析框架和身份建构分析框架，人际意义个体化建构主要以系统功能语言学的人际意义建构为分析框架，即词汇语法层的语气系统和语义层的评价系统为分析框架；身份建构分析框架部分主要结合合法化语码理论和马丁的身份建构研究，建构出了适合本研究的身份建构分析框架。

第4章为研究方法。本章详细介绍了研究问题、研究对象的选择和分类、语料的收集和转写过程、语料的标注和统计方法，以及语料分析步骤。本章首先介绍了本书的研究问题，随后介绍了研究对象的选择和分类。本书的研究对象为某省三所三甲医院的 20 名医生。在确定了研究对象之后，我们介绍了语料的收集和转写过程，并详细介绍了语料的标注过程。本研究最后共收集并转写了 104,825 字的语料。之后我们介绍了本研究的具体统计方法。在本章的最后一节，我们对语料的分析步骤进行了详细描述，包括体现人际意义的语气系统和评价系统的语料分析步骤。

第 5 章为医生人际意义个体化建构的语气资源。本章以收集到的 104,825 字的医患门诊对话为语料资源，借鉴埃金斯和斯莱德（Eggins & Slade，2004）对语气系统的分析方法，详细分析了医生在词汇语法层中的语气系统中如何建构个体化的人际意义。语气系统的分析内容主要包括：语气类型、附加语、语气词、主语等。本章首先分析了性别差异与语气系统的选择。男女医生在语气系统中的差异主要体现在陈述句和祈使句、附加语、语气词和主语的使用上；随后我们分析了医生工作经验与语气系统的选择。经验型医生和新手型医生在语气系统中的差异主要体现在祈使句、疑问句和零句、附加语和语气词、主语等的使用上。在本章的最后一节，在对医生人际意义个体化建构的语气资源进行总体探讨之后，我们总结了具有协商性的医生语气资源使用策略。

第 6 章为医生人际意义个体化建构的评价资源。本章以马丁和怀特（Martin & White，2005）的评价理论为分析框架，详细分析了医生在介入资源使用上的个体化意义建构差异。本章首先分析了性别与医生介入资源的使用，男女医生在收缩资源和扩展资源的使用上存在显著差异，男医生使用了更多的收缩资源，而女医生收缩资源和扩展资源的使用较为均衡，但在收缩资源与扩展资源内部男女医生使用了相似的策略；在接下来的一节我们分析了医生工作经验与介入资源的使用，研究发现经验型医生使用了更多的收缩资源，而新手型医生所使用的收缩资源和扩展资源比例相近，而在收缩资源和扩展资源内部经验型医生和新手型医生所使用的策略相似。最后我们总结了医生使用频率较高的介入资源使用策略，以便更为深入地了解医生介入资源使用的普遍规律。

第7章为医生的个体化身份建构。本章主要以第5章和第6章医生人际意义的具体差异为依据，以本研究提出的身份建构分析框架为基础探讨医生的个体化身份建构过程。我们首先根据医生人际意义建构的差异总结出了不同类型医生的意群图，并参照体现概念意义的医生专业术语的使用频次，提出了不同医生的身份建构图，并对不同医生的身份特征进行了详细的分析。随后我们进一步探讨了医生个体化身份差异的根源。

第8章为结论。该章总结了本书的研究发现、主要贡献和不足之处，并对未来的研究提出了展望。

第2章 文献综述

    本章主要对与本研究密切相关的研究进行梳理，主要包括医患会话研究、个体化研究，以及身份的话语建构研究，并在此基础上指出目前研究中存在的不足，以及进行本研究的必要性。我们首先对目前医患会话研究进行了详细的回顾。在简要回顾了会话分析、语用学和社会语言学领域对医患会话的研究成果，我们重点对系统功能语言学内部对医患会话的研究进行了详尽的梳理。鉴于目前从系统功能语言学个体化视角对医患会话研究还较少涉及，在接下来的一节我们主要对个体化研究进行了回顾。个体化是系统功能语言学继体现化和实例化之后提出的新的理论维度。我们回顾了个体化研究的理论渊源，主要包括心理学和社会语言学对个体化的研究，随后集中回顾了系统功能语言学中有关个体化的研究。本书在对医生人际意义个体化建构进行分析之后，将进一步探讨医生个体化身份的建构，因此在之后的小节我们对当前身份的话语建构研究进行了回顾。在对目前医患会话、个体化和身份话语建构研究进行综述之后，我们指出了以往研究的不足，提出了进行本研究的必要性和合理性。

2.1 医患会话研究综述

    作为社会机构话语的医患会话研究近年来越来越引起语言学家的重视。本节在对会话分析、语用学和社会语言学领域对医患会话研究的简要回顾之后，集中关注系统功能语言学内部对医患会话的研究，包括医患会话中的概念意义研究，如麦克马努斯（MacManus，2009：27-56）对英国病人信息活页中及物性过程进行了历时性的研究、马特斯（Mathers，2005）对患有多动症儿童的小句复杂度进行了研究；医患会话中的人际意义研究，如科恩（Cohen，2011）以研究者与四位精神分裂症和四位其他精神疾病患者之间的会话为语料，分析了精神分裂症患者在人际意义的缺失、莫科（Mok，2011）以研究者与五位痴呆症患者的会话为语料，分析了痴呆症患者人际意义建构的特征；以及从系统功能语言学的概念意义、人际意义、体现化、语境等综合视角对医患会话的研究，如斯莱德等对急诊科医患会话中的概念意义、人际意义等多方面进行了研究（如 Slade *et al.*，2008；　Slade *et. al.*，2015）。

2.1.1 会话分析视角

会话分析为研究医患会话提供了有力的理论和分析工具，研究者从会话分析视角对医患会话的诸多方面进行了研究，包括医患会话中的话轮转换、会话结构、提问、回述、移情等。

首先，研究者从会话分析的视角探讨了医患会话中的话轮转换和会话结构等。如梅纳德（Maynard，1992）以两名患有小儿发展障碍的儿童在诊所的录音为语料，分析了医患会话中的话轮转换。该研究的语料主要是关于医生向家长反馈对孩子发展障碍的评估检查结果，通过对具体的语料进行分析，梅纳德最终总结出了由三个话轮组成的观点显示序列：医生发出观点显示邀请→家长或患者回答看法→医生给出检查报告或进行评估，且每个序列又有各自的序列结构。莱特宁和卡里艾宁（Lehtinen & Kaariainen，2005）探讨了医患会话中医患意见相左时的序列结构，研究发现当患者表示自己从其他方式获得的信息与医生的解释不一致时，医生在接下来的话轮中主要采用两种策略对患者的话语进行回应。第一种是医生首先承认患者所获取信息的正确性，随后向患者说明这些信息与医生本人所提供的信息不存在矛盾之处；另一种是反驳患者所获得的信息。赫里蒂奇（Heritage）从会话分析的视角对医患会话进行了较为深入的研究，如茱和赫里蒂奇（Drew & Heritage，1992）在对机构会话进行研究时，探讨了医患会话中的话轮设计和会话结构；赫里蒂奇（Heritage，2011）运用会话分析探究了基本医疗护理咨询中的三个障碍性交际过程：问题陈述中的障碍，医生提问中对患者表达的限制，以及在给出治疗建议时医患之间交际的不协调。刘兴兵（2008）从宏观上对医患会话进行了语用分析，包括医患合作、医患礼貌，从微观上利用会话分析探讨了医患会话互动的对应结构，以及医患之间言语打断等现象；杨石乔（2010）和牛利（2014）以会话分析为理论基础，分析了医患会话中的修正，以及医患会话结构。

其次，研究者利用会话分析对医患会话中的问句和话题，以及与此相关的权利关系进行了研究。如赫里蒂奇和罗宾逊（Heritage & Robinson，2006）以会话分析为理论基础，探讨了医患会话中医生问句的类型，研究发现医生最常见的问句类型是常规性询问，其次是用于确认患者所提供信息的问题。韦斯特（West，1983）、库特哈德（Coulthard，1975）、易卜拉欣（Ibrahim，2001）、塞尔尼（Černý，2004）等从医患问答中存在的不对称性入手，揭示了医患之间的权势关系；安斯沃思 – 沃恩（Ainsworth-Vaughn，1998）从话题控制方面阐释了医患之间的权力差距（转引自梁海英，2014a：24）。

除此之外，还有一些研究者从会话分析的角度对医患会话中的回述和移情进行了探讨。加夫兰加和布里顿（Gafaranga & Britten，2004）将医患交际中的回述划分为总结性回述和行为性回述，总结性回述是指回述行为之前的话语，回述之后，交际者有可能会改变谈话的话题，而行为性回述是指交际者本人重述先前表达过的某种行为，其意义在于结束会话。于国栋（2009）对医患交际中的回述进行了较为全面的阐释。作者首先对回述这一会话分析术语进行了界定，提出了回述的序列组织、回述的特征，以及回述的执行模式。在对回述进行了理论方面的探讨之后，作者以 170 个医患门诊会话为语料，分析了回述在医患交际中出现的序列位置及其语用功能。研究发现，回述主要出现在信息收集、身体检查和给出治疗方案阶段。回述多由医生来执行。医生在确保收集信息准确性时使用回述，患者为了避免误

解医生所提出的治疗方案时使用回述。永利和永利（Wynn & Wynn,
2006）从会话分析的角度对医患会话进行研究，并从会话分析的视角
探讨了移情，指出实际的会话序列中有三种类型的移情：认知移情、
情感移情和共享移情。这三种类型的移情是较高层次的会话资源，是
建立在诸如提问、断言和其他类型的言语和非言语行为的基础上的，
医生发出这些移情后，患者以回答提问、赞同断言、表明理解、恰当
表达感情等方式来回应医生的移情。

2.1.2 语用学视角

语用学对医患会话的研究主要关注医患会话中医生或患者使用的
话语策略、言语行为等。如艾德格巴特（Adegbite, 1995）在分析约
鲁巴中医药师和患者会话时指出，语用学家主要关注会话参与者、参
与者所共有的知识，以及参与者所使用的话语策略，同时研究指出，
医患会话中参与者的不平等权利和社会地位造成了医生在会话中的主
导作用，以及对会话节奏的控制。巴莱罗－加尔斯（Valero-Garces,
2002）分析了西班牙医生与母语非西班牙语的移民患者之间的会话，
研究者集中探讨了医患所使用的不同话语策略。例如，医生使用了更
高比例的机构协商和闲聊插话策略，以及更高比例的特定言语行为，
如命令和允诺；而患者通常会使用非常规的礼貌策略，诸如提供比所
需更多的信息、请求确认，提出简洁和直接的问题等。艾德格巴特和
奥德巴尼（Adegbite & Odebunmi, 2006）以医院医患会话录音为语料，
分析了医患会话中的言语行为、会话含义和语用失误。研究发现，医
患会话主要以医生开启话步为主，主要向患者询问和确认信息，或向
患者发出命令，而患者主要向医生提供信息，并试图以适当的方式对
医生的话步进行回应。

其次，研究者从语用学的视角对医患会话中的礼貌原则和合作原
则、语用移情等方面进行了研究，如姜瑾（Jiang, 1999）以 200 多个
医患门诊会话为语料来源，探讨了利奇（Leech, 1983）提出的合作四
准则在中国医患门诊会话中的遵循情况。研究发现，医生和患者对量

的准则有所违反，而违反质准则最为普遍，但医患却严格遵守关系准则和方式准则。王晋军（2002）探讨了医患会话中不同类型的问句及比例，各种类型问句所含有的不同语用内涵，并结合面子理论和礼貌原则，揭示出了医生和病人间存在着权势不平衡的现象。霍永寿（2004）在分析了中医医患会话的特征基础上提出了语用调节论，用于探讨人们如何运用语言调节自身的社会行为，进而使人们在社会行为层面达到最佳的和谐状态。作者认为弱化是一种语言调节手段和语用策略，并进一步分析了中医门诊会话中弱化现象的运作机制及其动因。刘兴兵等（2007）以 36 个门诊会话为语料，也考察了合作原则，研究发现利奇提出的经典合作原则并不完全适合医患门诊会话，原因是作为机构会话的医患会话中，医生与患者之间存在着信息和权势方面的不对称，因此，研究者对合作原则进行了三个方面的修正，包括量准则、方式准则以及态度准则。除此之外，研究者还探讨了医患交际中的语用移情。萨奇曼等（Suchman *et al.*，1997）以 12 个医患会话录音和 11 个转写录音为语料，提出并界定了移情机会（empathic opportunity）和潜在的移情机会，并试图提出一个针对医患交际的移情交际模式。拜兰（Bylund，2001）提出了一种兼具理论性和实证性的，用以测量医患交际中移情的方法：移情交际编码系统。拜兰和马库尔（Bylund & Makoul，2002）从性别的视角探讨了医患会话中的移情，通过统计和实证研究，研究者发现，女性患者和男性患者的语言中移情机会的数量和类型相仿，但女性患者的移情度高于男性；与此同时，当患者给出移情机会时，女性医生语言的移情度高于男性医生。艾德等（Eide *et al.*，2004）采用罗氏相互作用分析系统，以癌症患者和医生的交际为研究对象，对医患交际中的移情机会和潜在移情机会模式进行了实证研究。司道丽等（Stonea *et al.*，2012）以定性研究方法，探讨了医患会话中的移情交际，提出了三种模糊类型：情感词汇的呈现形式是模糊的、不确定的；患者对患病经历的表述同样是有移情成分的，即使是当中没有明显的感情词汇；移情机会的表现形式是多变的。卫春艳（2015）在对语用移情进行界定和回顾之后，分析了医患交际中的语用移情策略，主要包括确认型重复、关系型打断、模糊限制语和人称指示语的使用。

2.1.3 社会语言学视角

社会语言学主要关注社会因素与医患会话之间的关系，包括患者所处的社会阶层和教育背景、以及性别差异等对医患会话的总体影响。年龄、社会阶层、教育背景都是影响医患交际的因素。如赫尔曼（Helman，1994）指出，在医学人类学中的一些疾病根源与社会因素密切相关。来自较低社会阶层的患者更容易患一些特定的疾病（Sundquist，1995；Pollard & Hyatt，1999）。罗特和霍尔（Roter & Hall，1992）在综述了英美两国相关医患会话研究发现，患者的社会阶层与医生的参与程度存在正相关关系。维兹肯（Waitzkin，1985）发现，来自较高社会阶层和教育背景的患者在与医生的会话时间更长，获得的信息更多。许多研究也指出性别差异是造成医患会话差异的变量（Davis，1988；Atkinson，1992；Helman，1994；Coupland & Coupland，1994；Dawson，Gifford & Amezquita，2000；McKenzie，2002），如维兹肯（Waitzkin，1985），以及罗特和霍尔（Roter & Hall，1992）的研究中指出，正是由于女性患者向医生提出了更多的问题，才促使医生向女性患者提供的信息多于男性患者，同时研究还发现，医生在与女性患者的会话中使用了更多的医学术语，这也促使女性患者向医生提出更多的问题，以对术语进行解释。门兹等（Menz et al.，2006：133-153）探讨了患者胸痛描述中的性别差异及引起的后果，研究者对因胸痛住院的患者进行访谈，让患者尽可能详尽地描述疼痛，获得了102个录音。该研究分析了其中24个录音中患者对疼痛的描述。通过对语料的总体分析，研究者得出以下发现：女性患者对疼痛的描述不如男性详尽；男性关注病因，积极配合医生的治疗，而女性更多关注对自己生活的影响，常表现出焦虑等负面情绪，对自身的疼痛未完整描述；由于女性对疼痛的描述不够详细，导致医生对病情诊断过于轻微，临床上表现为女性心脏病患者未得到充分的治疗和诊断。本研究仅对语言进行笼统地描述，未采用特定的话语分析理论，对语言的描述及解释都不够深入，但该研究思路及研究发现值得进一步从语言学理论和分析方法上加以分析和证实。

除此之外，也有研究者从社会语言学的视角提出研究医患会话的总体路径，如顾曰国（Gu，1996；1997）以 25 个中西医医患门诊会话录音及访谈为语料来源，提出中国医患门诊交际是以同一目的为指向的动态社会过程，并在此基础之上提出了以目的—话语—人际关系三个方向相结合的话语分析框架。这三个方向包括目的方向：分析医患双方实现交际目的的行为过程和发展过程；话语方向：分析为实现医患双方交际目的的口头话语的进展过程；人际关系方向：分析医患双方如何通过口头话语处理人际关系。

2.1.4 系统功能语言学视角

研究者从系统功能语言学的三大元功能、语境，以及层次化等视角对医患会话进行研究，如分析医患会话中的概念意义或人际意义的建构，抑或从概念意义与人际意义的结合，及语境等视角对医患会话进行综合性的研究。

2.1.4.1 医患会话中的概念意义研究

系统功能语言学的核心思想是三大元功能思想，包括概念功能、人际功能和语篇功能。概念功能或概念意义是指语言对人们在现实世界（包括内心世界）中的各种经历的表达，反映客观和主观世界中所发生的事、所牵涉的人和物以及与之有关的时间、地点等因素（Halliday，1994；胡壮麟等，2005）。概念功能在词汇语法层通过及物性体现，概念意义还包括语篇中的逻辑语义关系。从系统功能语言学对医患会话的研究主要是探讨医患会话中的及物性过程、医学知识的建构方式，以及逻辑语义关系等。

系统功能语言学对医患会话概念意义的研究最早可追溯到韩礼德（1998：1-32）关于疼痛语法的研究。韩礼德利用柯林斯书面语料库对有关疼痛的词汇进行了统计，之后在对几则医患会话和日常表达疼痛的典型句式进行分析后，发现疼痛可以通过不同的形式进行识解，如疼痛可以被识解为事物（I've got a headache）、品质（如 My throat feels sore）和过程（如 I've hurt my knee）。

马特斯（Mathers，2005）对患有多动症儿童的小句复杂度进行了研究。研究发现多动症儿童在标准化语言测试上与正常儿童差异不大，但是通过对小句复杂度的测量发现两类儿童之间存在差异，特别是在书面语篇上，多动症儿童在小句复杂度上比正常儿童要低。这一发现与多动症儿童在书面语篇写作上存在困难有关。除此之外，正常儿童在书面语篇和口语语篇上小句复杂度的使用存在差异，而多动症儿童对语类缺乏敏感度。研究者认为多动症儿童无法适应语境变化（Mathers，2005：223）。

麦克马努斯（MacManus，2009：27-56）对英国病人信息活页（patient information leaflet）或病人须知中及物性过程进行了历时性的研究。麦克马努斯收集了 1900-1930 年的 10 份病人信息活页（20世纪初期语篇）和 2000-2005 年的 10 份病人信息活页（现代语篇），详细分析了 20 个语篇中的及物性过程，试图揭示不同社会环境下的及物性过程的规律性差异，以及与社会语境的关系。麦克马努斯主要分析了物质过程、关系过程和言语过程。首先，物质过程在两个时期的语篇中所占比例都最高，且作为动作者的"病人"或"患者"所占比例都最高，说明此类语篇的文体特征主要用于告知患者病情、用药须知等。但对这两个历史时期的语篇进行对比之后发现，在现代语篇中作为动作者的"病人"或"患者"比例要高于 20 世纪初期的语篇，表明现代语篇中患者的参与者角色更突出；在 20 世纪初期的语篇中，药物作为参与者的比例很高，暗示在当时的社会语境中，药物比患者更为重要，凸显药物的用法（MacManus，2009：37），运用更为正式的口吻，拉大作者（医生）与读者（患者）之间的距离，而在现代语篇中，"你"经常明确承担参与者的角色，而且在描述的过程中使用了意态，这表明在现代社会文化语境中，患者被尽可能地纳入到治疗过程中，使用意态缓和了医生的强加语气，体现出对患者的尊重。第二，在关系过程中，两个时期的语篇中，最常见的关系过程类型是归属类，说明此类语篇的一个普遍特征就是描述。但是，在 20 世纪初期的语篇中，作为属性（Attribute）的药物主要是关于药物的有效性，且医生在描述药物时，会指出该药物的优势，使用"比……好"，或"最好"等态度资源加以修饰，而在现代语篇中，对药物的描述更为客观，主要提供关于此类药物的客观信息。这一差异表明，现代语篇要比 20 世纪初期的语篇为患者提供了更为客观和详细的信息，进一步说明了不同历史时期医生对待患者的态度发生变化，即在现代社会患者有权利获得关于药物的详细信息；现代语篇言语过程的使用比例要远高于 20 世纪初期的语篇，这表明在现代社会中，医患之间的交际被接受，因为患者在言语过程中也充当了说话者的角色。在对三大及物性过程的详细分析之上，麦克马努斯对不同历史时期的病人信息活页的及物性差异进行了总结：20 世纪初期的病人信息活页中主要以药物描述为主，而患者的作用被降低，因此，当时该类语篇主要是关于药物本身，或药物描述，而非患者，语篇中主要以药物描述为主，加入了医生对药物的主观判断，以说服患者服用药物，对药物客观描述的缺乏暗示在 20 世纪初期医患关系的不平等，患者被认为没有权利获得药物的详细的信息，更强调作为权威者的医生的权利，总之在 20 世纪初期的语篇中，医患之间的关系是不平等的，疏远和正式的；在现代病人信息活页中，患者占据着主要作用，不同及物性过程对患者角色的配置都表明患者被尽可能地纳入到治疗过程中，医生对患者的称呼也更为随意和非正式，暗示现代社会医患之间的关系更为和谐，医生利用意态等语言资源拉近与患者的距离，尽可能地降低医患之间的权利差异。现代病人信息活页的主要目的是为患者提供详细的客观信息，尊重患者的权利，强调医患之间的协作。

2.1.4.2 医患会话中的人际意义研究

人际功能或人际意义是系统功能语言学的三大元功能思想之一。人际功能主要表达说话者的身份、地位、态度和对事物的判断和评价等功能。说话者通过言语功能表达自己的态度或评价。根据交际角色和交换物形成了最主语的言语功能：提供、命令、陈述和提问（Halliday，1994；胡壮麟等，2005）。言语功能在词汇语法层中通过四种语气加以体现：陈述、疑问、祈使和感叹。在此基础上，人际意义还通过语义层的评价系统加以体现。因此研究者从系统功能语言学视角对医患会话人际意义的研究主要是对医患会话中的语气、言语功能或语步，以及评价资源的研究。

阿姆斯特朗与其他研究者探讨了失语症患者在言语功能方面的缺陷（Armstrong *et al*.，2006；Armstrong & Mortensen，2006）。如阿姆斯特朗等（Armstrong et al.，2006）以三名失语症患者与其配偶之间的会话为语料，分析了失语症患者在言语功能方面的缺陷，如研究者对一对夫妻的会话进行了研究，其中丈夫为失语症患者。妻子报告她与丈夫在交流方面存在困难，因为从言语功能的宏观层面，丈夫能完成基本的起始和回应语步，但从更为精密的层级上来看，丈夫在回应话语中，很少使用反驳次话步，这也导致了他不能在会话中起到积极的作用。

夏乐迪（Sherratt，2007）利用评价理论分析了中风后右脑受损患者的情感类语言的使用。此类患者被认为存在语用困难，即情感表达较为局限，在会话中向其他会话参与者表达情感时存在困难。夏乐迪对 7 名右脑受损的男性患者和 10 名正常男性的话语进行了对比分析，研究发现，右脑受损患者在总体评价资源的使用上要少于正常男性，他们对自我情感的表达较少，而对外部现象的评价多于正常男性。

克尔内尔（Körner，2010）以评价理论为理论基础，分析了乙肝患者和医生在讲述中所体现的医患之间的结盟和冲突关系。在对 11 名乙肝患者和 6 名医生的访谈进行转写，利用评价理论对其进行筛选和分析之后，研究者发现：医生和患者在建构联盟关系时使用了相似的态度资源，建构出相互尊重的社会身份，但在利用介入资源建构联盟关系时，医生和患者在语义选择中存在差异，在患者的讲述中，扩展资源使用较多，承认其他声音的存在，且并未对其他声音提出挑战，而在医生的讲述中，主要以医生的声音为主，只有当医生对治疗方案出现的副作用进行分析和处理时才会承认其他声音的存在。除此之外，在患者的讲述中也显示出了医患之间的冲突。如在态度资源中的判断次小类中，患者的能力未得到医生的回应，甚至于给出了消极的回应。在情感次小类中，患者的情感反应未得到医生的回应。但是在医生的讲述中未体现出医患之间的冲突，作者认为可能是由于医生经过专业培训，特别是关于乙肝治疗方面的专业发展课程的培训。

科恩（Cohen，2011）以研究者与四位精神分裂症和四位其他精神疾病患者之间的会话为语料，分析了精神分裂症患者在人际意义建构中的缺失。该研究的假设为精神分裂症患者的社交障碍和情绪紊乱反映在他们无法成功地参与对话、协商人际意义、建立社会身份及社会关系。基于以上假设，研究者以系统功能语言学人际意义中的言语功能和评价系统为理论依据，对所收集的语料进行分析，并验证了所提出的假设。分析结果表明，精神分裂症患者在人际意义中的缺失主要可以归结为三类：1）：在继续和回应语步中反映出情感和社交紊乱，病人会在这些语步中表达与精神分裂症相关的负面情感，如缺乏自信，失去兴趣等；2）言语贫乏，表现为在回答问题和展开会话语步出现困难；3）非正常话语的出现，如不能建构和谐的会话语步、直接拒绝对上一语步的回应、所使用语言精确度低，且在语步中多使用反驳。

莫科（Mok，2011）以研究者与五位痴呆症患者的会话为语料，分析了痴呆症患者人际意义建构的特征。作者采用定性的研究方法，分析了痴呆症患者在语气系统、言语功能和评价系统中是如何建构人际意义的。通过对具体会话的详细分析，莫科发现，尽管痴呆症患者存在认知交际障碍，通过讲故事等形式证实痴呆症患者在概念意义建构方面存在问题，但通过具体的人际意义分析，发现痴呆症患者在人际意义建构方面不存在障碍，能较为流畅地与人交际，具体体现为：五位痴呆症患者在会话中建立了积极的关系，主要表现为反驳语步使用的比例非常小，而且经常通过详述语步对自己的话语进行进一步解释，详述被认为是最为中性，最不具对抗性的会话方式（Eggins & Slade，2004）；其次，痴呆症患者在评价资源的使用中，主要采用了积极评价资源，用于与其他会话参与者建立良好的人际关系。在对痴呆症患者的人际意义进行分析总结之后，莫科分析了五位痴呆症患者在会话中的差异，如五位参与者中 DR 更愿意与他人建立亲和关系，LT 使用的评价资源更多等特点，并分析了这种差异的原因，如个人语言风格、具体的会话语境，以及会话氛围等。但该研究在数据分析部分条理性不够清晰，在讨论部分未对语气系统的分析结果加以详细阐述和解释，但该研究利用系统功能语言学人际意义建构的分析方法进行分析，有利于揭示痴呆症患者在人际意义建构的特点，加深对痴呆症患者语言的了解。

2.1.4.3 医患会话综合研究

研究者除了对医患会话中的概念意义和人际意义进行单独研究，也对医患会话中的概念意义和人际意义进行了综合研究，或从语篇意义、语类结构，以及语境对医患会话进行多方面的探讨。

汤姆森（Thomson，2000；2003；2005）对比了患特殊言语损伤的儿童话语与正常儿童话语在语篇组织方面的差异。研究发现，尽管在有些方面两类儿童的差异不明显，如在标记性主位的选择上，但是汤姆森发现，特殊言语损伤儿童在多重主位和线性主位推进的产出上都少于正常儿童。

斯莱德等（Slade et al，2008）对澳大利亚一所大型医院急诊科的医患交际进行了综合研究，包括概念意义、人际意义和语类结构的分析。首先，研究者利用民族志的数据收集方法，包括研究者的实地观察和访谈，总结出了急诊医患交际不成功的主要问题：作为局外人的患者身份、医患对时间的不同理解、医患交际目标的不一致等。随后研究者总结了急诊医患交际的语类结构：［问候］＾首诊＾了解病情 n 询问病史 n 身体检查 n［诊断检查/步骤］n 与其他医生会诊＾诊断＾治疗＾处理［＾结束］。在对急诊医患交际特征进行一般的描述之后，斯莱德又从人际和概念意义分析了 9 例医患会话的特点。从概念意义上来看，医生和患者识解疼痛的方式有所差异，医生一般会更为关注疼痛的外在表现，在词汇语法体系中主要体现为物质过程，而患者则更为关注疼痛的内在感受，主要体现为心理过程；从人际意义而言，斯莱德分析了医生和护士的言语功能和语气系统的选择，主要是疑问小句的差异。医生主要以获得信息为主，而护士还会注重与患者的交流，体现出医生和护士的身份的差异，医生以获得信息诊断病情为主；而护士主要以照顾患者，与患者交流为主。医生的问题类型既包括一般的疑问小句，还包括陈述式的疑问小句，但主要目的都是以获得信息为主，交流中一般发起会话者都是医生。

克尔内尔等（Körner，2011：1051-1064）以系统功能语言学概念意义和人际意义为理论框架，以澳大利亚专门诊治同性恋中抑郁症患者的全科医生访谈话语为语料来源，分析了医生如何利用语言资源来建构抑郁症及相应的话题。克尔内尔将医生的访谈话语分为三类：有关精神病的语篇、有关患者生活的语篇，以及与社会结构相关的语篇。作者主要分析了三类语篇中涉及到概念意义的过程类型、词汇使用，以及涉及人际意义的评价体系，特别是介入资源的使用。研究者发现医生利用语言资源所建构的抑郁症及其相关话题存在多样性特点，不是个体自身孤立建构的经历，而是通过社会关系建构而来，包括医患关系，社会语境等。在有关精神病的语篇建构中，医生将自己描述的精神病话语定位为唯一可能的抑郁症话语建构，排除其他的声音，且该类语篇与同性恋的社会生活有关，医生对其生活方式提出挑战，加以拒绝。在有关患者生活的语篇，抑郁症被建构为存在于外部世界的行为和事件，而不是患者内心的情感或情绪；在与社会结构相关的语篇中，抑郁症的建构与患者所处的社会劣势和边缘化密切相关。利用系统功能语言学对医生描述抑郁症及其患者话语进行分析，有助于扩大研究者的视野，这一理论框架关注的不再是语言使用者对疾病的描述内容，而是描述的方式，以及如何对患者和自身进行定位，以及语言与社会的关系，能更为深入探讨抑郁症的话语建构，以及通过话语建构体现出的抑郁症与社会的关系。

麦迪逊（Matthiessen，2013：437-467）从系统功能语言学视角对医疗机构会话进行了较为详尽的探讨，提出系统功能语言学思想对医疗机构话语分析具有可行性。麦迪逊首先利用系统功能语法对具体的医疗咨询进行了语篇分析，随后从层次化和实例化的角度探讨了医疗咨询与医疗机构之间的关系，指出医疗机构可以被看作是情景类型的集合。在此之上，麦迪逊从语场的角度分析了医疗机构语境下不同语场的情景类型，提出这些情景类型具有互补性，并在分析跨语场医疗机构中的角色时加入语旨的探讨。麦迪逊之后又从情景类型的角度探讨了患者在医院的就医过程，总结出了患者所处的情景类型序列。最后麦迪逊从系统功能语言学的视角探讨了如何识解医疗机构以关系为中心的交流过程。

德席尔瓦等（de Silva et al.，2015：275-292）以民族志方法论和系统功能语言学为基础，分析了澳大利亚计划生育医患会话中成功交流的话语特征。研究主要分析了澳大利亚以患者为中心的计划生育医患交流的会话特征，会话语料包括 20 次医患会话，以及会话之后的访谈。德席尔瓦等发现以患者为中心的交流成功的主要原因是会话凸显患者作为交际参与者的作用，会话的目的不仅是向病人提供相应的医学知识和建议，同时还注重与患者的人际交流，努力建立与患者的和谐关系以及对患者的移情。德席尔瓦等总结了澳大利亚以患者为中心的计划生育医患会话的典型特征：从语类结构来看，除了与其他医患会话一样也存在相似的语类结构，如都包括问候，问诊，开处方等，该类会话又具有自身的突出特点，即每位患者的医患交流时间为 30

分钟，较长的交流时间促使医患会话中的一些语步会有相应的变化，如在问诊语步，医生对病史询问的时间更长，病人的参与程度会增加，或者一些语步会得以重复，以便获得更多的信息，建立更为和谐的医患关系。从话语意义的建构来看，患者的参与程度更高，患者在交流中能提供足够的信息，同时也被给予更多的机会共同建构意义，如在给出医疗方案时，患者的观点会得以采纳。在对医患交流的总体特征进行描述之后，德席尔瓦等从两个方面对该类成功会话的话语特征进行了详细分析。首先，研究者详细分析了会话中在医学知识的交流上的话语特征，发现医生使用了一系列策略来有效地交流医学知识，如医生给予患者更大的空间来讲述他们的故事，认可患者对病情及治疗方案的了解程度，以便与患者形成共享知识，共同作出决定；医生通常会问开放式的问题来了解患者的对病情和治疗方案方面的医学知识。从语步分析的结果来看，医生所问的问题较少，说明医生在会话中并非起主导作用。如：

Consultation C15

Patient: I think I [SIGHS], well, I suppose post-traumatic stress disorder is something that I had identified by a counsellor.

Doctor: Yeah.

Patient: I wouldn't begin to know what to do about it apart from trying to manage it by keeping my stress levels down.

Doctor: **Yeah, which is good. That's a really important thing to do.**

Patient: And that's what I try and do. But it's really difficult in this sort of day and age, you know, it's like …

==you know, there's always something.

Doctor: ==I'm starting to wonder whether you might be, you might find it a benefit to actually take this for a period of time. And I'd like to know how you would feel about that.

Patient: Well … I wouldn't necessarily be in agreement with taking a full dose.

Doctor: No, I don't think so==

Patient: ==Cause I think it's too strong.

Doctor: because you actually had a few side effects, **I agree with that.**

在上述会话中，医生所问问题较少，认可并与患者协商治疗方案。再比如在一个 15 分钟的医患会话中，医生只问了 15 个问题，在同一个会话中，医生共有 49 次认可患者的医学知识，19 次陈述。相比之下，患者的陈述为 36 次，回答了 13 次，问了 1 个问题。随后，德席尔瓦等分析了该类会话中医生与患者建立和谐人际关系的话语特征。如医生在与患者的交流中，医生会选择名而非姓指称自己和患者，以拉近与患者的距离；医生的打招呼的方式都是随意的，非正式的；在语料中"我们"占很大的比例，医生通过"我们"来建立更为和谐的，商讨式的会话语境；在对患者的话语进行回应时，医生使用大量的积极态度资源鼓励患者的参与程度；医生还通过与患者闲聊与疾病无关的日常生活的事情来体现医生的移情，并建立更为和谐的医患关系；医生会使用情态和意态来表达更多的可能性，降低话语的强硬程度。该研究从语言资源的使用为出发点，详细分析了成功的医患会话的特征，对实际的医患交流具有很强的借鉴作用。

斯莱德等（Slade et. al., 2015）在专著《医患急诊科交际》一书中，详尽总结了他们对五所澳大利亚医院急诊科医患交际的研究成果。研究者以 100 万字的医患会话、以及 50 万字的访谈记录等为语料，客观描述了以患者为中心的医患交际模式，包括医院急诊科的交际语境、医患会话成功的特征、医患会话失败的特征、如何与患者交流医学知识，如何与患者建立人际关系，在此基础上提出了改进急诊科医患交流的具体建议。在描述患者在急诊科从分诊到处理的历程时，作者详细总结了患者在医院急诊科从分诊开始到最后的处理过程中的交际特点。在分诊阶段，交际的主体为护士与患者，语言较为固定，交际过程较为模式化，一些既定的问题用于对患者进行分诊，患者不鼓励问问题；随后为护士接收阶段，患者在此阶段很少询问关于随后诊疗步骤方面的问题，护士与患者建立良好的人际关系的机会有限，但此阶段是护士获得的安慰患者的焦虑情绪等的第一次机会，护士询问患者来急诊科的缘由；接下来为首诊阶段，交际的主体包括医生、护士和患者，以医生提出问题为主导，主要关注患者的疾病或所受伤害，患者主要回答医生的问题，很少自己提问题，医生的陈述主要为患者提供关于医院体系的信息，护士也会向患者提供有关医院体系的信息，以及诊疗过程方面的信息；最后一个阶段为最终诊治，包括诊断、治疗和处理，此阶段的交际主体为高级医师与患者，高级医师会再次询问患者的疾病或受伤情况，患者大多数情况下回答医生的问题，偶尔自己问问题，经常会出现重复话语，用于检查患者是否听懂，患者在对诊治不清楚时才会问医生问题，很少有关于医疗方案的商讨。在分析医患交际中有效的医学知识交际策略时，作者详细分析了在医患交际中医生如何利用有效的策略更好地与患者交流医学知识。通过对大量的话语分析，斯莱德等总结了 8 种医生用于医学知识交际的有效策略，提供了相应的医患会话的实例。这 8 种策略包括：给予患者讲述自己故事的空间；寻求并认可患者提供的病情方面的信息；在专业术语和日常用语之间进行转换，以便清晰地向患者解释医学概念；向患者清晰地讲述治疗方案选择的原则；给予清晰的医疗指令；向患者解释患者会经历的诊疗步骤；与患者商讨并决定医疗方案；重复重要信息，关注患者的理解程度并提供相应的解释。在分析医患交际中弥补人际距离的有效策略时，作者探讨了医患交际中医生如何利用语言策略与患者建立更为和谐的人际关系。斯莱德等通过具体的语料分析总结出了 8 种医生所使用的有效语言策略：向患者介绍自己及自己的身份角色；使用将患者包括在内的语言，如"我们只用镜子照一下你的嗓子，因为你咽不下东西，我们可能今天得做这个检查"这样的包容性语言；使用让患者感到舒服的通俗语和柔和的表达方式；给予患者正面的、支持性的回应；认可患者的观点；在医患谈话中加入拉近人际关系的闲聊；与患者分享笑话和笑声；表示对患者不同文化背景的敏感性，并表示关心。该著作对医患会话的研究非常全面，以具体语料和实例详细分析了急诊科医患交际的各个方面，对扩展医患会话研究的广度，了解和提高实际医院急诊科医患交流具有很高的借鉴价值。然而，该著作主要从语言的总体特征出发总结了急诊科医患交际的特点，未对语言内部进行更为细致的描述，如从系统功能语言学的词汇语法系统的具体体现出发来总结语言特征。

2.2 个体化研究综述

从上节对医患会话研究的回顾可以看出，目前从系统功能语言学个体化视角对医患会话的研究相对较少，因此本节主要回顾有关个体化的研究。在简要回顾个体化研究的心理学及语言学的理论渊源之后，我们主要对系统功能语言学中的个体化研究进行详细综述，包括从体现化、实例化到个体化的研究，以及韩茹凯从语义变异角度对个体语言使用者的研究。

2.2.1 个体化研究的理论渊源

个体化是社会学、心理学、语言学和哲学的研究课题，与社会化相对。个体化是从社会整体向作为个体自然人演变的过程。社会化则是从单个自然人向社会整体演变的过程。因此，可以把它们看作是两个方向相反的运动（朱永生，2012）。个体化体现在社会生活中的方方面面，本书所指的个体化主要集中于个体在语言使用中体现出的差异，即关注个体语言差异。本节在简要回顾心理学的个体化研究之后，对语言学中有关个体化的论述进行了回顾。

心理学对个体化语言变异方面的研究最早可追溯至鲁利亚（Luria）和维果斯基（Vygotsky）20 世纪 30 年代在乌兹别克斯坦关于不同意识形式的心理学研究（Luria，1976）。

维果斯基和鲁利亚通过"文化—历史"发展理论来解释不同社会定位（获得高级符号资源存在的差异）的人们所具有的不同意识形式。

维果斯基和鲁利亚认为人们之所以在意识形式上存在差异，是由于在获得高级语言符号资源方面存在差异，而从根本上源于受教育程度。因此，维果斯基和鲁利亚根据受教育的机会将被试分成五个水平：不识字，未参与任何先进社会活动的农村妇女；不识字、未参与新式社会化劳动的农民；近期参加过适合学龄前儿童的培训课程，但没受过正规教育的妇女；参加过短期课程，在新式集体农场工作的工人和年轻人；经过两至三年正规教育，已经成为师范生的妇女（Luria，1976：110）。被试需完成一系列语言推理任务，随后通过自由交谈来讨论他们的答案。研究发现不同水平的被试在推理能力上存在巨大差异。当推理任务有关农村日常具体劳动时，被试都能轻松完成任务，但当涉及到命题之间的形式关系时，未受教育的被试则不能完成推理任务。如其中一个推理任务为"西伯利亚北部终年积雪，我告诉你在有雪的地方熊是白色的。那么请问西伯利亚北部有什么熊？"其中一个叫依噶斯克（Irgask）的被试起初回答"你见过，你就知道。但我没见过，我怎么知道？"，经过提示后被试依然的回答依然是"但是我从未见过它们，我怎么知道？"相比之下，第四个层次的被试则能立即给出正确答案。维果斯基对由经济发展，特别是新的受教育机会所带来的改变非常乐观，认为高级心理机能的发展与社会经济，以及受教育程度的发展密切相关，即人们之所以存在个体差异，是由于社会经济及受教育程度的不同，形成了不同水平的心理机能，获得了不同水平的语言符号资源。当社会经济和受教育程度增加，人们就会获得更多的高级语言符号资源，心理机能从而得以发展。然而，当社会经济发展到一定程度时，人们就会生活在相似的社会环境，这样就需要建立更为合理的理论来解释在同一文化中为何会产生不同的高级心理机能，或不同的意识形式，而不是维果斯基所提出的不同水平的高级机能。因此，维果斯基和鲁利亚不能对造成意识差异的社会分化给出一致的阐释（Hasan，1996）。简言之，维果斯基和鲁利亚认为个体语言差异源于高级心理机能的发展存在差异，且与社会历史发展密切相关。他们的研究过分强调社会历史，以及受教育机会等因素对个体语言差异和意识差异的影响，而未考虑到在相似语境中个体语言差异的原因所在。

语言学中最早对个体的关注可以追溯到索绪尔对个体与社会之关系的论述。索绪尔在探讨语言与言语的二分关系时，谈到了个体与社会的关系，强调语言的社会性和言语的个人性。索绪尔首先强调的是语言的社会性，认为语言是一种社会事实，一种行为。语言行为有外部制约，即一种抽象的语言系统。这种系统同一切社会惯例一样，是社会成员共同遵守的、约定俗成的社会制度。索绪尔提出，"如果我们能全部掌握储存在每个人脑子里的词语现象，也许会构成语言的社会纽带。这是通过语言实践存放在某一社会集团全体成员中的宝库。"（转引自高明凯译，2009：35）索绪尔将社会性看作是语言的内在特性之一。而与语言相反，言语是指个人说话的行为，是言语器官发出一定声音形式与意义内容的结合，是以说话人的意志为转移的个人活动。它是个性化的，是暂时性的。言语不能被一个群体同时使用，必须是个体的运用，这是言语的个人性（Culler，1967；转引自牛卫英，2010：154）。同一语言背景下的语言个体在使用语言的时候总是会自觉地遵守其语言体系的规则，但在使用语言的过程中，每个发音、每个词、每个句子都能体现出个体本身的特色。所以，言语不仅受到社会整体因素的影响，同时也具有个体性。由此可见，语言包含个体的言语，而言语本身也不能脱离语言这一整体而单独存在。言语具有个体性，要被社会成员所理解，就必须以具有社会共通性的语言为基础。

社会语言学中对个体化的研究主要以拉波夫（Labov）对社会方言和语言变异的研究，以及伯恩斯坦（Bernstein）的语码理论为主。拉波夫（Labov）是当代美国著名语言学家，社会语言学的奠基人之一，美国社会方言调查的先行者（杜学增，1988：70）。拉波夫对个体语言差异的研究主要通过计量分析方法来调查纽约市语言的社会分布状况，即处于不同社会阶层的言语社团在发/r/上存在的差异。在此之前，人们一直认为日常生活的语言杂乱无章，无法分析研究。拉波夫采取并建立了语言的计量分析研究。简单地说，这种方法要求研究人员深入到各个语言社区中去，利用观察、提问等等手段收集语言原始材料。然后对获得的材料作计量分析，找出语言差异和语言变化的规律性。20世纪60年代，他在美国纽约和其他一些地方所做的关于美国社会方言的调查都采取了这种方法。拉波夫对美国3个等级（工人阶层、中低阶层、中高阶层）的商店服务员关于英语后元音/r/进行了调查，发现不同的社会阶层、年龄及语体中，存在着很细微的层次结构。具体而言，不同阶层的商店服务员发英语/r/的比例不同——工人阶层＜中低阶层＜中高阶层。拉波夫认为这些语言变异是由于社会等级和职业因素造成的。同时调查发现三个商店的服务员重说时，发英语/r/的比例普遍增加。拉波夫认为这代表了不同语言风格的转换：第一次为"随便体"，即非正式的语言风格，而第二次是"严谨体"，即比较正式的语言风格，这些语言风格变异由言语情境造成的。这种现象称作"语体变换"，即说话人在注意程度比较高的语体形式中，更频繁地使用享有声望的语音，而在注意程度比较低的语体形式中，更频繁地使用不那么有声望的语音。

社会方言研究很少论及使用者在意义选择方面的差异，面对一些难以通过阶层、性别、社团等解释的形式变化，他们一般笼统地概括为风格的变化，一个意义的两种表达等（如Labov，1978），并没有去探究形式变化的深层原因。如此只注重形式而忽略内容的研究方法、将语言形式的所有变化归因于社会因素的推断方式，势必造成大量与语言使用的个体实例所相关的语言信息的流失（Hudson，2000：181）。谈及语言的社会性，就必须要考虑说话人需表达何种意义，考虑形式和意义的关系，仅关注局部语言特点而忽略语言的全貌，仅关注某些形式的变化而不考虑意义与形式的相关性，就无法对语言异质特征进行客观描述。早期社会语言学的研究只是把语言调查作为一种社会学的分析工具，此目的驱动下的社会方言研究缺乏一个系统的、宏观的理论框架，无法总体把握语言形式、意义以及语言和社会的关系，势必影响到对微观问题的分析判断，构架系统的分析框架以研究语言的异质性问题，这正是系统功能语言学研究个体化的初衷之一（参见陆丹云，2011）。

伯恩斯坦主要研究有关社会结构、阶级地位、社会化与"两种语码"和教育的关系（祝畹瑾，1985：101）。伯恩斯坦对个体语言差异的研究主要集中在他所提出的语码理论中。伯恩斯坦（Bernstein，1964）认为语码是调节言语计划功能的原则。这一功能分成三个阶段：1）定向：接受者审视传来的信息，找出主要信号的类型；2）联系：用主要信号的各种联系控制词语和词语外信号的选择；3）组织：所选词语与语法结构搭配，并与词语外信号结合。伯恩斯坦主要研究社会结构和阶级地位与"复杂语码"和"局限语码"之间的关系。通过研究，伯恩斯坦提出，中产阶级及其附属阶层中生活的儿童会用复杂和局限两种语码，而在工人阶级的某些阶层，特别是下层工人阶层中生活的儿童囿于局限语码。这两种语码的倾向性是由社会关系的形式决定的，或者说得更泛一点，是由社会结构的属性决定的。一个人用什么知识的、社会的步骤把自己和环境联系起来可能主要取决于其家庭的言语模式及该模式所用的语码。他在此基础上分析了复杂语码和局限语码的特征，如复杂语码具有低结构预测，而局限语码具有高结构预测的特征。同时伯恩斯坦认为，复杂语码和局限语码没有优劣之分，但社会给予不同的评价，因而导致工人阶级出身的儿童学习成绩不良等后果（转引自祝畹瑾，1985：115）。

伯恩斯坦提出的有关个体化语言的相关理念对系统功能语言学个体化研究框架的建构起到了重要的奠基作用。伯恩斯坦关注个体与社会之间的关系，提出了个体意库（repertoire）和文化意库（reservoir）的概念。系统功能语言学借鉴了伯恩斯坦的观点，在此基础上提出了以语言使用者为中心的个体化理论框架。同时，伯恩斯坦还提出社会定位的方法，即通过分类（classification）与架构（framing）的概念来分析社会与教育现象背后所蕴含的权力分配与社会控制原则。伯恩斯坦关于不同社会结构，不同社会阶层与两种语码的研究对其他学科的研究起到了重要的启示作用。系统功能语言学界，特别是以韩茹凯为主提出的语义变异理论就是源于伯恩斯坦的语码理论，伯恩斯坦提出的利用社会定位方法来选择研究对象，以及不同语义特征会导致不同语码的选择，为韩茹凯的语义变异概念的提出奠定了理论基础（Willlams，2005：466）。

2.2.2 从体现化、实例化到个体化

系统功能语言学研究主要关注体现化和实例化（如 Halliday，1978；1994；2008；Halliday & Matthiessen，2004），对语言使用者的关注不多。体现化关注的是将一种意义模式记录为另一种意义模式，层次化将语言抽象为音系层、词汇语法层和语义层，三者之间是体现关系，音系层体现词汇语法层，词汇语法层体现语义层。之后，系统功能语言学又将研究重点放在实例化上，实例化主要探讨系统与语篇之间的关系，认为语篇是系统经过实例化后生成的实例。然而体现化和实例化主要都是以语言使用为核心，对语言使用者本身的关注不多，马丁是系统功能语言学界第一个明确提出以语言使用者为中心的个体化理论的学者。

马丁（Martin，2006）所建立的个体化理论是以语言使用者为中心，探讨文化意库与个体意库之间的互动关系，即特定文化的意义总库（文化意库）与特定个体所能调动的全部技能（个体意库）之间的关联。个体化是有关编码取向的研究。个体化的层级模式是，文化意库处于顶端，个体意库处于底部，二者相互作用。二者之间从上到下依次为系统、编码取向、亲和关系、个体。个体在文化系统中互动，互动时选择意义的编码取向，选择自己与群体的亲和关系，或最终形成个体化的意库（参见马丁和王振华，2008）。个体化层级关系如图 2-1 所示：

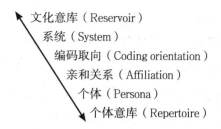

文化意库（Reservoir）
系统（System）
编码取向（Coding orientation）
亲和关系（Affiliation）
个体（Persona）
个体意库（Repertoire）

图 2-1　个体化层级关系图（Martin，2006：294）

　　在此基础上，马丁（2010：24）提出可以从两个视角来研究个体化：亲和关系和资源分配。亲和关系是一种自下而上的视角，体现的是语言使用者如何运用自己所掌握的符号资源来进行交际与融合，即个体与社会其他成员之间建立亲和关系的过程；资源分配是一种自上而下的视角，表达的是文化中的符号资源如何配置到具体的语言使用者，即社会文化资源逐步分配到个体（persona），从而使个体身份得以建立的过程（参见于洋，2013a：188）。

　　马丁（2010：24）认为，分析语言的亲和关系和资源分配需关注语言使用的两个方面，即辨识（recognization）和实现（realization），前者指语言使用者对特定语境的相似性以及对该语境所期待的规范性的编码趋向的识别，后者指使用者采用该语境所特定的行为和话语实现编码趋向（Bernstein，2000：214）。语言使用者在辨识资源和实现资源上的分配不一致，在编码上可能具有不同的趋向，导致其说写语义的差异，并影响他的社会身份建构和文化汇流结果。辨识和实现的动态变化导致任何一个由语境规约的语言实例都具有语义变异的个体化可能（陆丹云，2011：18）。

　　个体化体现于语言层次化结构的各个层面（Martin，2010：28），如图 2-2 所示。在语境、语义、词汇语法和口头 / 书面表达层面，都存在个体化的渐变系，个体都存在辨识资源和实现资源的差异。例如，在语音表达层面上，个人口音是社会语音资源的个体分配，个人通过自己的语音特点体现个人身份（Hasan，2009）；在书面表达层面上，拼写错误是青少年的语言资源特点（Martin，2009）；在词汇语法层面上，某些文化亚群体会大量使用不符合构词规范的新词、不符合句法的怪句（Stenström & Jørgensen，2009）；在语义层面上，某类评价义和某类概念义的反复同现是某类人群建立亲和关系的手段（Knight，2010）。因此，言语活动的差异在很大程度上源自使用者个体资源的差异。

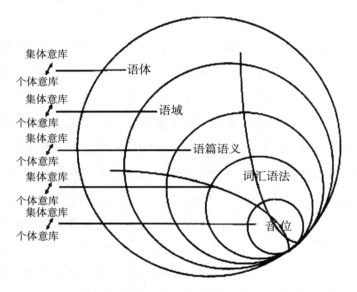

图 2-2　个体化与层次化之间的关系（Martin，2010：28）

马丁在理论上对个体化进行了详细的论述，国内学者马丁和王振华（2008）、陆丹云（2011，2013）、朱永生（2012）等也开始对个体化进行综述性研究。例如，马丁和王振华（2008）从理论层次上探讨个体化与层次化和实例化之间的关系。朱永生（2012）在对个体化进行介绍之外，分析系统功能语言学重视个体化研究的动因，并探讨个体化研究背后的人本主义哲学思想。在此基础上，不同学者又将个体化理论开始应用于言语实例的研究之中，从亲和关系和资源分配两个视角具体探讨个体的语言风格，以及个体是如何利用语言资源归属于某一团体（如 Knight，2010；Bednarek & Martin：2010）。

奈特（Knight，2010）主要探讨了个体化理论的亲和关系视角，通过分析幽默会话来探讨会话者之间是利用何种语言资源来建构亲和关系，即如何建构群体身份。奈特建构的亲和关系分析模式主要是基于耦合（coupling）与联结（bonding）概念。耦合属于实例化的范畴，它是意义在文本中的实例化；联结则是个体化亲和关系视角中的概念，是人们在社会环境中所建构的，主要的建构方式是语言资源中的耦合。人们通过语言对某个人或某件事做出正面或负面评价，人或事和语言使用者对其所做的评价就构成了耦合，这是概念意义与人际意义的耦合，当耦合出现在具体的语篇中，在社会环境中就体现为联结。在交际中，亲和关系是联结形成与身份协商的过程。两个或两个以上的人就某概念做出相同的评价，形成相同的"概念 + 评价"耦合，即在社会环境中共享同一个联结，他们围绕这一联结进行进一步的协商与交际，形成一些新的联结，就构成了联结网络（bond networks），而在更高层则涉及到意识形态和文化，包含各种复杂的参数和因素，例如性别、民族、阶层等（参见于洋，2013a），联结以一个从具体到宏观的连续体的方式呈现，如图 2-3 所示：

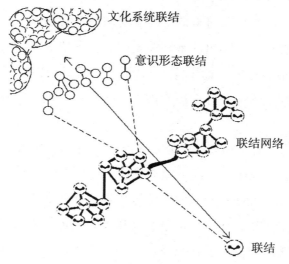

图 2-3 亲和关系的层次化分析框架（Knight，2010：44）

　　基于以上提出的亲和关系分析框架，奈特分析了几则含有幽默话语的会话，探讨会话参与者相互联结并建构群体身份的过程。研究发现会话参与者主要是通过概念意义和人际意义的耦合，在社会环境中建构联结，并在群体成员中共享这一联结及其相似的联结，最终建构出属于同一群体的身份特征。如以下会话（Knight，2010：47）：

U== Yeah I saw like my family and friends…I **ate well** (laughs)

N　　We all **ate well**.

　　　(all laugh)

N　　Dude we all (laughing)**ate good pie**!

　　　(continuous laughing)

U　　Yes I agree. (continuous laughing) **On a diet** now. (all laugh)

　　在这则幽默会话中奈特分析了"ate well"这一耦合方式。"ate"属于概念意义，"well"则属于人际意义，将表示人际意义和概念意义的语言资源结合在一起使用就形成了耦合。会话参与者均用到或赞同此耦合方式的使用，且都会心一笑，通过对假期饮食的相互调侃，会话参与者在社会环境中形成联结，归属于同一群体，并建构出群体的身份特征，即对苗条身材的向往和对假期饮食的调侃，彼此共享一致的生活理念。奈特提出的亲和关系的分析框架对实际的语篇分析起到了很好的借鉴作用。如于洋（2013b）以奈特提出的亲和关系分析框架为主，利用语料库分析环境话语中的亲和关系，以及建构群体身份的过程。

　　考德威尔（Caldwell，2010）分析了与说唱制作人坎耶·维斯特（Kanye West）合作的六位说唱艺术家的音乐节奏风格。考德威尔首先建立了坎耶·维斯特制作的嘻哈音乐语料库，利用多模态和光谱图分析音乐节奏风格，从亲和关系的视角探讨坎耶·维斯特是如何建构与其他六位艺术家的关系，以及如何与消费者建立亲和关系的方式。考德威尔（Caldwell，2010：72）在对音乐节奏风格进行详细分析之后，将六位说唱艺术家的身份建构分成两类：一类艺术家建构出强行表演者（enforcer）的身份，凸显艺术家强壮的身体力量这一特点，即这类艺术家从外型上看起来粗犷、强壮，通过身体的力量将说唱音乐的快节奏体现出来；而另一类则建构出明智表演者（trickster）的身份，即他们善于表演，通过内心的力量，以及演奏技巧传递说唱艺术的特点。通过这两类音乐风格，以及建构出的两类艺术家身份，也会激发听众对某一类音乐风格的态度，并选择与之联合，建构出群体特征和身份。

扎帕维格纳（Zappavigna，2014）从亲和关系视角，利用数据库分析了推特上发布的微博及回复中语言使用者之间的亲和关系。扎帕维格纳主要探讨语言使用者如何利用周围亲和关系（ambient affiliation）来建构自身的身份。周围亲和关系是指社会传媒使用者之间不一定是直接交流，而是通过标签或对网络话题的回应形成亲和关系。扎帕维格纳利用亲和关系分析框架中的联结和耦合来探讨语言使用者如何利用语言资源形成耦合，从而在社会环境中促使语言使用者之间形成亲和关系，进而建构出相应的群体身份。该研究主要集中在概念意义和人际意义的耦合。通过分析语料中评价资源的使用，特别是态度资源的使用，以及与概念意义的耦合，扎帕维格纳总结出了三种基于耦合而建立的日常生活联结，分别为自我贬损联结（self-deprecation bond）、嗜好联结（addiction bond）和疲惫联结（frazzle bond）。这三种语言使用者之间建立的联结主要是通过使用相似的态度资源与概念意义相结合。如在自我贬损联结中，网络使用者通过使用"坏妈妈"（badmommy）这样的标签来相互调侃，"坏妈妈"为概念意义"妈妈"和人际意义"坏"的耦合。在这一标签下，不同的网络语言使用者对这一标签进行了相应的回应，都使用了类似的态度资源，特别是判断资源，如表 2-1 所示：

表 2-1　　　语言使用者联结建立示例表（Zappavigna，2014：217）

Invoked judgment (target=carer)		Example
PROPRIETY (mistreatment)	1	Wat an *owkard* way 2 sleep but this is how he sleps the longest lol **#badmommy** http://tweetphoto.com/1180749
	2	Haha, that Bodyform song on Youtube just woke the toddler on my lap **#badgranny**
	3	@mollyscarroll user oh baby. I have stories…**#badparent**
	4	oops! Been paying so much attention to benny's top teeth I *didn't* even notice it coming in on the bottom! **#badmomaward**
PROPRIETY (lack of attention)	5	Kids & I are at Robson Sq getting ready to see the Mascots on ice show. I *really should know* all the mascots names by now. **#badmom**
	6	Oof. VI passing out sick on the couch watching pbs, and I *just realized* I didn't change her diaper yet this morning **#badmama**
	7	@ wrybabydave user Thank Atticus for me –I TOTALLY spaced on early realse today! **#badmom**
	8	Club Penguin renewed, that's 7yo sorted for the rest of the Day **#badparent**
	9	@aliholden user *I'm usually there* both days of the weekend trying to make up for the fact that my kids are poor swimmers. **#badmommy**
PROPRIETY (lack of care)	10	Er…last Tweet should've said "This show is making my kid DUMB"…not "dumber". He's not dumb. Just wanted to correct myself there. **#BadMom**

从表 2-1 中可以看出，不同的语言使用者在相同的标签下，都使用了相似的判断资源，从而在语言使用者之间形成联结，建构出亲和关系。

上述研究多从自下而上的亲和关系视角，探讨个体与群体如何利用语言资源建立亲和关系的过程。个体化理论是一个双向视角，其自上而下的视角为资源分配视角，主要研究社会个体如何使用话语社团所共有的表意资源，并体现个人的特点，从而完成个体身份的建构（朱永生，2012：331）。目前，资源分配视角下的个体化研究主要是对个体语言特点进行个案研究（如 Martin & White，2005），以及马丁对澳大利亚青少年恢复性司法会议中犯法青少年的个体身份建构研究（如 Martin，2009，2014；Martin & Zappavigna，2013；Martin et al.，2013）。

马丁和怀特（Martin & White，2005：203）详细分析了评论员卡尔顿（Carleton）的评价风格，发现了卡尔顿的评价性印迹（appraisal signature），即语言使用者通过对个人评价资源的整合和表达获取一个易于辨识的个人风格。"印迹"是个人比较恒定的风格，即在多处文本中显现其与众不同的语言特色和语义特点，从而建构个人独特的社会身份。马丁和怀特在对卡尔顿在《悉尼晨报》"新闻回顾"中的语篇评价立场细读之后，认为卡尔顿的评价性印迹属于"大放厥词式"评价。

马丁（Martin，2009，2014）对个体身份建构的研究主要借鉴了梅顿（Maton）合法化语码理论专门性中对语码的划分，并对其进行扩展，用于研究恢复性司法会议中犯法青少年的身份建构（Martin，2014：239）。如马丁（2009）探讨了澳大利亚青少年恢复性司法会议中犯法青少年的个体化身份建构。马丁分析了犯法青少年在陈述过错时的详细程度，以及所使用的评价资源，在此基础上，该研究借鉴合法化语码理论对专门性的论述来探讨犯法青少年的身份建构，即通过相当于认识关系的概念意义和社会关系的人际意义相结合的方式对犯法青少年的身份进行分类，并利用拓扑图清晰地体现出来。具体而言，认识关系的体现方式为犯法青少年提供证词的详细程度和主动程度所表达的概念意义，社会关系的体现方式是这些青少年的悔恨态度所表达的人际意义。如图 2-4 所示：

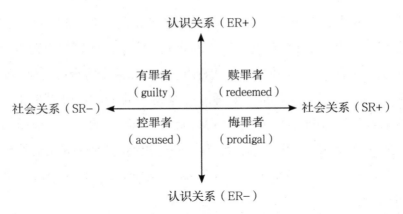

图 2-4　不同犯法青少年的身份分类（Martin，2009：570）

从图 2-4 中可以看出，纵轴为合法化语码理论专门性中的认识关系，在系统功能语言学中相当于概念意义，具体体现为犯法青少年提供证词的详细程度和主动程度，即在话语中是否承认自己的过失，如承认，其描述是否详尽。横轴为合法化语码理论专门性中的社会关系，相当于系统功能语言学中的人际意义，具体体现为犯法青少年是否使用评价系统中的态度资源来表达其悔恨态度，以及在使用评价资源时表现出与何者结盟的态度，即在使用评价资源时体现出与社区和家庭结盟，还是与其他不良青少年结盟态度。该研究分析了两名犯法青少年在对事件的描述及与负责人的互动话语中所表达的概念意义和人际意义的建构，具体分析了在"手机"和"火车轨道"两则案例中犯法青少年概念意义的建构，即对事件描述的详细程度和认罪细节，以及人际意义的建构，是否使用评价资源表达悔罪的态度。

基于两则个案分析及图 2-4 所示的概念意义和人际意义的分析框架，马丁将犯法青少年的身份建构分为四类：赎罪者——承认有罪，且悔罪描述非常详尽，使用的评价资源清晰表明其悔罪态度，以及其态度表明原意与社区和家庭结盟的倾向；有罪者——承认自己所犯过失，且进行具体的描述，但不悔罪，很少使用悔罪态度的评价资源，体现出与其他不良青少年的结盟态度；悔罪者——自己并未对过失进行详细的描述,但在警官,家人等语言的刺激下,在评价资源的使用上,特别是态度资源上体现出愿意与社区和家人结盟的态度及倾向;控罪者——对自己的过失未进行详细的描述,且在评价资源使用中,很少使用表达悔罪的态度资源,表现出与其他不良青少年结盟的态度及倾向。马丁的这一研究借鉴了合法化语码理论的专门性概念,既考察认识关系即社会实践与客体之间的关系,又审视社会关系即社会实践与主体之间的关系,对研究个体化自上而下的资源分配视角,特别是最底端的个体化身份建构提供了实际的,操作性很强的分析框架。

马丁等(Martin *et al.*, 2013)探讨了澳大利亚青少年恢复性司法会议不同语类中犯法青少年的个体身份的转变。马丁指出,语言使用者在不同的语类中也会建构出不同的身份,即个体身份随着语类的改变而改变。马丁首先总结了恢复性司法会议中的宏观语类结构:(定向)^事件描述^(再定向)^(扩展)^解释^补充。在该研究中马丁主要关注了犯法青少年在事件描述语类和联络员警示扩展语类中的身份建构。在分析犯法青少年的事件描述语类,即在授权描述事件时,马丁主要基于梅顿的合法化语码理论,从个体化和实例化的角度,分析不同犯法青少年对案件的配合程度,包括认罪细节和悔罪程度,主要分析犯法青年的话语中对事件描述的详细程度,以及评价资源的使用状况,并利用拓扑图展示了四种犯法青少年的身份:赎罪者、控罪者、有罪者和悔罪者(如图 2-4 所示)。并指出在此语类中,犯法青少年的理想身份应是兼具配合和悔悟的赎罪身份。在联络员警示扩展语类中,在分析联络员的话语时,马丁主要借鉴了梅顿合法化理论中的价值宇宙学(cosmology)的分析方法。价值宇宙学认为,在知识领域内,不同的观点、实践和信念构成不同的群组,这些不同的群组互相联系,类似宇宙中的星群的位置关系(Maton,2014)。在联络员对犯法青少年进行话语警示时,会选择特定的语言资源,这些语言资源集合在一起,就会形成星群,即相互联系的意群。具体而言,联络员主要使用"后果"和"选择"作为元语言,将不同的命题聚集在一起,形成两个意群,引导犯法青少年意识到犯法行为所造成的后果以及可能的积极选择。联络员以"后果"作为拘留、失业、孤立、受伤、负面情感等偶然性后果的元语言，主要包括表达上述负面后果的词汇或小句；以"选择"作为社会尊严、机会、就业、教育等积极结果的元语言，主要包括警示话语中情态系统、以及表达社会尊严、机会等词汇系统。

在此基础之上，马丁根据联络员警示语类中联络员的话语特征，以及话语中体现的犯法青少年是否理性和是否愿意重新融入社区为框架，又将犯法青少年的身份划分为四类：改过自新者（reintegrated）、遵纪守法者（law-abiding）、犯罪者（criminal）和有过失者（delinquent）。马丁认为，在联络员警示扩展语类中，犯法青少年的理想身份应为以理性的角色重新融入社区，表达自己重新做人的决心，即改过自新者，而非重回怂恿他们犯罪的同伙圈子。两种语类中犯法青少年的身份建构类型如图2-5所示：

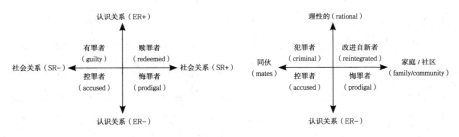

图2-5　两种语类中犯法青少年的身份建构图（Martin *et al.*，2013：473）

除此以外，研究者也利用多模态的分析方法，结合个体化理论来阐释语篇中个体身份的建构。马丁（Martin，2014）在前述研究基础之上，又利用多模态分析方法，特别是对身势语的分析，进一步探讨了澳大利亚青少年恢复性司法会议中犯法青少年是如何利用身势语来建构个体身份的。该研究主要探讨了语言和非语言资源是如何相互耦合，建构出不同的犯法青少年的身份的。韩礼德和韩茹凯（Halliday & Hasan，1985：30）指出，身势语不属于语法系统本身，而是语言的额外变异（additional variation），通过这些变异能暗示说话者所表达的意义。马丁以身势语的分类和分析方法，以及奈特（Knight，2010）提出的关于耦合和联结的概念，来探讨犯法青少年在恢复性司法会议中如何利用语言资源和身势语的耦合来建构个体身份。马丁首先分析了犯法青少年语言资源的使用，将犯法青少年分成了四种不同的身份：赎罪者、控罪者、有罪者和悔罪者（如图 2-4 所示），然后分析了犯法青少年在和联络员答辩语类中，犯法青少年身势语的使用。通过分析两名犯法青少年具体身势语的使用，马丁将二者归入到有罪者的一类，即承认自己犯法，但悔罪态度不佳，建构出愤怒青少年的身份特征，其身势语与话语的耦合和联结主要体现在图 2-6 之中：

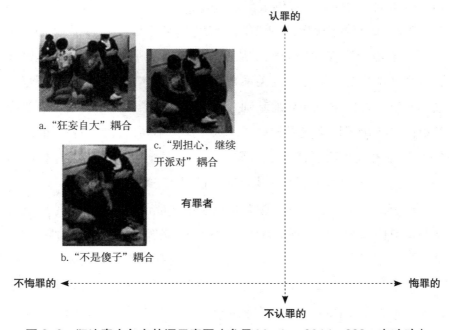

图 2-6　犯法青少年身势语示意图（参见 Martin，2014：283，有改动）

图 2-6 中，身穿 T 恤，双腿交叉的为犯法青少年。图 2-6 总结了其中一位犯法青少年是如何通过言语和身势语的耦合来建构出有罪者的身份的。当联络官声称犯法青少年是狂妄自大者时，犯法青少年通

过非语言的身势语和话语本身形成耦合，表明拒绝联络官的观点，具体体现为一只胳膊搭在另一只胳膊上，双腿交叉，并模仿联络官的动作（如 a 处所示）；当联络官声称犯法青少年是智力迟钝者时，犯法青少年通过身势语与话语的耦合来表示反对，表现为抬起一只胳膊，强调自己的观点，同时声称自己不是智力迟钝的人（如 b 处所示）。除此之外，有罪者的另一种身份特征就是认罪，这也体现在犯法青少年的另一个身势语上，当该青少年对受害者说不用担心，以后可以继续开派对时，犯法青少年将其中一只手掌朝上，同时眼睛看向受害者，暗示承认自己的错误，不会对受害者再造成伤害（如 c 处所示）。马丁在本研究中对身势语的研究在系统功能语言学界极为鲜见，对今后研究个体化及身份建构提供了重要的借鉴。

2.2.3 语义变异理论视角下的个体化研究

系统功能语言学领域除了从个体化理论来研究语言的个体化差异，也从语言与语境之间的关系来考察语言个体化差异。具体而言，就是在韩礼德的语域变异的基础上，进一步将语言使用者纳入到考察的范围，提出了语义变异的概念，深入探讨不同语言使用者所处语境的差异在语言方面所体现的差异，这方面的研究主要集中在韩茹凯（Hasan）从语义变异视角对家庭对话的深入分析。

韩茹凯的语义变异理论主要是以系统功能语言学的语境论以及语境与语言内部的体现关系为理论基础的。韩茹凯（Hasan，2009：87）详细探讨了系统功能语言学对语义变异论的指导作用。文中指出，系统功能语言学中语义之上的语境层有助于理解语义变异的源动力；系统功能语言学中的元功能及体现关系有助于全面理解语义的选择，不只是从概念功能上来体现语义，还包括人际和语篇元功能上所建构的意义；系统功能语言学中提出的以聚合关系为主的研究方法有助于从精密度上系统分析语义变异，即通过系统网络的选择，具体分析语义变异，并深入探讨词汇语法体现形式。

语义变异理论主要研究不同语言使用者在相似的语境中所做出的

系统性的选择。语义变异可以反映说话人的社会分类以及社会定位，如社会阶层、教育水平、家庭地位、性别、年龄、种族等（Hasan，2009：65）。语义变异理论主要从语言内部与语境之间的关系，以及语境和语言内部的体现关系来深入探讨语言使用者的语义变异。语义变异是受语境变异激发的，在语言系统内部的变异主要是通过语义变异来体现的（Hasan，2007：725）。首先语境层会激发语言内部的语义选择，即先选择三大元功能中的意义，包括概念意义、人际意义和语篇意义，然后才会在词汇语法层加以体现，最终通过口语或书面语的形式体现出来。因此，韩茹凯在研究不同语言使用者的语言差异时，主要集中在语义选择上，也因此提出了语义变异理论。

从 20 世纪 80 年代开始，韩茹凯（Hasan，1983；1989；1990；2004）主要研究了日常家庭对话中的语义变异，通过系统网络深入探讨不同语言使用者在语义选择上的差异，以及在词汇语法层中的体现，系统地总结出不同使用者在语义上的差异。以下将具体介绍韩茹凯对语义变异的研究。

韩茹凯（Hasan，1983）在分析高自主度家庭和低自主度家庭对话的语言差异时，发现不同社会定位的语言使用者在语域中存在差异，这会影响说话人的语义选择，包括经验意义方面的信息量和知识的扩展性、精确性；人际意义方面的对话性、交互性以及说话人的自我定位，而这些语义差异在母亲与学龄前儿童交谈中通过提问、回答的类型、频度等形式体现。

韩茹凯（Hasan，1989）分析了高自主家庭和低自主家庭对话中母亲在语义特征上存在的差异。韩茹凯首先深入探讨了作为信息的语义网络系统所应包含的内容。韩茹凯认为信息语义网络系统应该涵盖三大元功能的所有内容：概念元功能具体为经验意义和逻辑意义，经验意义系统包括如对动作类别、参与者角色、时间等环境成分的指派等；逻辑意义系统包括如原因、条件、元语篇关系等；人际元功能或人际意义系统包括如信息功能的选择，如提问、命令、告知等；个人评价或观点的选择等；语篇元功能或语篇意义系统包括话题持续或话题改变等（Hasan，2009：202）。在对信息语义系统网络的语义总体特征进行分类后，韩茹凯利用主因素分析法调查分析了两类家庭在提问和回答语义总体特征中的差异。研究发现，高自主家庭对话中母亲更愿意在提问时加入引导语（preface），如"你认为他们离开了吗？"而不直接问"他们离开了吗？"，这一提问方式反映出了高自主家庭母亲认为个体具有独特性，每个人都有自身主观的体验，而不预设他人的知识状态；相比之下，低自主家庭的母亲更愿意提出预设性问题，这反映她们假设知道他人的知识状态、信仰、情感等，也不会关注个体的独特性。韩茹凯认为两类家庭提问方式的差异与客观知识的本质无关，差异在于她们在对孩子进行个性化教育方面存在的理念差异。在回答语义特征方面，高自主家庭的母亲更愿意给出完整而充分的回答，这表明她们更愿意与孩子进行交流。这些特征都表明了不同社会阶层的个体在教育理念方面存在的差异，如中产阶级的家庭更重视个体的自主性。

韩茹凯（Hasan，1990）以系统功能语言学为理论基础，以语义变异为研究视角，调查分析了学龄前儿童的母亲与孩子之间的家庭对话。韩茹凯（转引自 Hasan，2009：82）首先详细分析了系统功能语言学在阐释语言与社会之关系中的优势，指出系统功能语言学同时关注语言的三大元功能，而不像其他理论只关注语言的指称功能，即概念功能；其次，系统功能语言学中语言的层次化——语义层由词汇语法层体现，后者又由音系层体现——具有更为全面的解释力，因为语义层在很大程度上与传统意义上的语义学、语用学或言语行为相似。在此基础上，韩茹凯详细阐释了语义层的重要性。韩茹凯（转引自 Hasan，2009：89）指出，由于语义层位于语境层和词汇语法层之间，任何语义单元都会被描述两次，一次作为某种社会事实（social fact）即语境层的体现，一次又通过词汇语法即具体的措辞加以体现。这就意味着语义选择既可以通过社会语境中的语言使用者加以研究，也可以通过具体的语言表达形式进行研究。韩茹凯认为变异的本质就是选择，这也契合了系统功能语言学提出的语言是一种意义潜势的核心思想。

　　具体而言，韩茹凯主要研究了不同社会定位的家庭对话中提问和回答时存在的差异。韩茹凯以 1983 年提出的提问和回答语义系统网络为分析工具，具体探讨了不同家庭对话在对该语义系统网络做出选择时的差异，并分析规律。韩茹凯在分析了提问和回答语义网络的选择后发现，在"孩子提问 - 母亲回答"方面，相比低自主家庭的提问语义选择而言，高自主家庭的孩子不会重复他们的问题，更易提出"如何"或"为何"这类问题，而母亲更有可能立即作出回答，且回答更为充分和详细；在"母亲提问 - 孩子回答"方面，高自主家庭的母亲更易提出"是否"之类这样的问题，更有可能将问题与其他信息或某人的观点联系起来，而孩子更有可能给出完整的回答，提供更多的信息。高自主家庭与低自主家庭在提问与回答语义选择上的差异与他们在社会所处的位置密切相关。韩茹凯指出个体语言使用者的语言特征源于个体在社会中所处的具体位置，因此语言从本质上而言是社会性的，能反映个体在社会中的定位。

　　韩茹凯（Hasan，2004）从理论上论述了研究日常对话语义变异的重要性及理论价值。韩茹凯对信息系统网络中语义特征的选择进行了描述，并指出母亲提问和回答的方式在对孩子作为会话对象的定位上起着非常重要的作用。高自主家庭的儿童会给予更多的自主判断力，将儿童当成平等的会话对象，有助于建立儿童在对话中所拥有的权利和义务，而低自主家庭的儿童被认为还未成熟，需要监管，在会话中不被当成平等的会话对象（转引自 Hasan，2009：449）。

　　韩茹凯（Hasan，2009）探讨了性别与语义选择之间的关系。韩茹凯（Hasan，2009：381）指出在相同或相似的语境下，语言使用者会在意义表达上存在系统性的变化，这种意义的变化与个体所拥有的社会属性密切相关，特别是他们的社会定位，例如阶层和性别等。通过调查工人阶级和中产阶级家庭对话，韩茹凯首先归纳出在交换信息时两种不同的语义选择风格：个人自主风格——高度强调个体思想的区分，高度依赖语言交流来弥补这一区分；人际信任风格——想当然的集体主义思想，无需语言交流来了解他人的思想。通过分析两类家庭母亲与儿子和女儿对话中的语义特征发现，相比工人阶级，中产阶级的母亲更倾向于使用个人自主语义选择风格；中产阶级的母女对话更倾向于个人自主风格，工人阶级的母子对话则更倾向于人际信任风格；研究同时也发现，中产阶级的母子对话在某些方面与工人阶级的语义选择相似，而工人阶级的母女对话在某些方面也体现出中产阶级母女对话的特点。这一发现也验证了社会语言学中的观点：随着女性社会地位的提升，女性更愿意使用更为优越的语体（Labov，1972；Bernstein，1971）。

总之，韩茹凯通过对家庭对话的大量实证调查，发现社会阶层和性别与具体的话语活动参与者所使用的语义表达形式之间有着十分紧密的关联。韩茹凯提出的语义变异及其研究方法对研究个体化具有十分重要的指导作用。

2.3 个体化与身份的话语建构研究

个体化理论以语言使用者为中心，不仅关注个体语言使用者的语言使用特征，也关注语言使用者的身份建构。本书除了探讨医生诊疗话语的个体化意义建构以外，我们还将以医生个体化意义建构为语言资源来深入探讨医生的个体化身份建构。因此，本小节主要回顾不同语言学流派关于身份的话语建构研究。

目前，关于身份的话语建构研究的理论主要包括展演论、定位论、会话分析、成员类属分析、批评话语分析、社会语言学理论以及在系统功能语言学内部个体化理论对身份建构的研究。以下我们首先简要回顾当前身份的话语建构研究的主要流派，随后简述从系统功能语言学视角对话语的身份建构研究。

2.3.1 身份的话语建构研究

本小节将简要回顾展演论、定位论、社会语言学、批评话语分析、会话分析和成员类属分析对身份的话语建构研究。

由巴特勒（Bulter，1990）提出的展演论（Performativity），通过分析日常会话中的性别身份来论述和对比身份，坚持自我为本的观点，在分析时会带入分析者事先做出的关于身份范畴的假设（杨婕，2008：431）。巴特勒主要探讨性别身份，特别是女性身份的建构，认为性别充满了表演性，也就是说，身份并不是如它所声称的是什么，而是被建构的。性别是一种行动，一个没有先在主体的行动（Bulter，1990：25）。巴特勒的展演论主要用于分析文学作品中的性别身份的建构。例如鲍尔多（2009）将巴特勒视为女性主义中足够"后现代"的理论家，并借鉴她的观点对种种"后现代的身体"做出了强有力的解读（转引自施海淑，2013：7）；李晶（2012）运用空间生产和性别展演理论分析了苏珊·格拉斯佩尔（Susan Glaspell）的代表作《琐事》（Trifles，1916）中的空间性别政治，指出该剧不仅呈现了两性在空间的对峙，消解了父权社会空间性别政治的系列二元对立，也阐发了女性主体意识的重要性。

定 位 理 论(Positioning Theory，如 Davies & Harré，1990；Bamberg，2003；Fina, Schiffrin & Bamberg, 2006)主要用于叙事性研究，定位理论家认为身份是处在一定情景和历史文化语境中的，应将宏微观语境结合起来分析，主要探讨叙述者与听众之间的身份建构关系（Benwell & Stokoe，2006：43），在叙述中，叙述者对自己或其他角色进行主体定位，再将此定位与更广的社会文化话语联系起来。班维尔和斯托克（Benwell & Stokoe，2006：153）对叙述性研究和会话分析进行了对比，认为后者研究的都是自然语料，而前者的语料则来自由研究者引发的叙述性访谈，是非自然的（转引自梁海英，2014a：25）。

社会语言学主要探讨社会因素与语言之间的关系，通过研究社会变量，如性别、阶级、年龄等因素形成的社会身份。如以拉波夫为主的社会方言学派对性别身份的研究，主要从语言形式角度出发，探讨了性别身份的微观特征，而忽视了意义与形式的关系，个体语言使用者的主观能动性（如 Labov，1972）。社会语言学的言语社区理论主要是对群体身份的研究，同一言语社区的成员遵循该社区的语言使用规范，形成认同感，归属感，以及一致的语言态度，进而建构出群体身份（如 Gumperz，1968；徐大明，2004）。社会语言学对身份的话语建构研究主要探讨了语言形式的差异，以及群体同一性身份的建构，但对语言意义与形式的关系，群体中个体语言使用者的差异等的研究还需进一步深入。

批评话语分析（Critical Discourse Analysis）倾向于将身份作为意识形态定位的索引或表现，研究身份的目的是揭示语言和意识形态的关系（参见 Fairclaugh，2003；Wodak & Meyer，2001）。这种方法将微观的上下文语境和宏观的社会文化语境结合起来考查话语中的身份。批评话语分析借鉴巴赫金（Bakhtin）的语言异质论，沃洛西诺夫（Volosinov）的意识形态研究和福柯（Foucault）的话语权理论，认为社会机构和掌握话语权势的精英人士通过制定话语规范和弥散在生活中的话语本身控制了人们的意识形态，潜移默化地使人接受并遵守话语规范。但是人作为社会生活的主体不总是被动重复某领域的主流话语，也会有意识地遵循或背弃某种话语规范，以建构和彰显自己的某种社会身份。主体对于反映在话语中的社会矛盾的立场取向决定他的话语取向，这种取向在某种意义上策动了社会的变革（转引自梁海英，2014a：25）。研究者主要在对批评话语分析的理论和分析方法的介绍之上，运用批评话语分析研究不同语篇中的身份建构。例如，安斯沃思和哈代（Ainsworth & Hardy，2004）探讨了语篇中的老龄工人的身份建构问题，研究者对比了经济学、老年学、劳工市场研究和批评话语分析在分析老龄工人研究上的差异，安斯沃思和哈代指出批评话语分析的优势之处，认为结合系统功能语言学的批评话语分析既能从微观的语言层面揭示老龄工人的身份特征，还能从宏观的政治或意识形态方面对其解读；辛斌（2005）较为系统地介绍了批评话语分析的理论基础和分析方法，该著作提出的语篇分析方法对分析语篇中的身份建构具有重要的启示作用；傅蓓（2011）运用批评话语分析方法对一份中国报纸上的某一特定新闻文本进行系统分析，对不同但相互关联的社会性别话语进行了阐释性和批评性识别。通过对文本本身及文本以外相关内容（即文本内、文本间、话语间三个层次）的分析，作者得出中国妇女社会性别身份话语时至今日仍大多具有破坏性这一结论，并因此对中国妇女已获平等的观点提出质疑，呼吁对破坏性话语进行有意识地干预。

然而，谢格洛夫（Schegloff，1997）指出，批评话语分析预设语篇中的身份类别，如种族，等级，与其在社会中的权势不平等相关，因此在分析自然会话时将自己的政治和理论观点强加在自然语料中，而模糊了语言内部的实际规律（转引自 Benwell & Stokoe，2006：37）。相比之下，秉承民俗学方法论（ethnomethodology）传统的两种方法——会话分析和成员类属分析则是纯粹经验性的，分析者事先不会做出任何理论假设，对于身份范畴和特点的判断是以会话参与者在语料中体现出的意向为标准，前者对谈话结构和话语进行微观分析，后者关注说话人如何将自己与某一群范畴联系起来。会话分析和成员类属分析不主张事先假定话语或身份的机构性，认为机构性是由谈话各方在交谈中制造出的，将分析限制在上下文的微观语境中（梁海英，2014a：25）。

以民俗学方法论为传统的会话分析主要是由萨克斯（Sacks）、谢格洛夫（Schegloff）和杰弗逊（Jefferson）等在 20 世纪 60 年代和 70 年代提出并兴起的。萨克斯、谢格洛夫和杰斐逊（Sacks, Schegloff & Jefferson，1974；1992）以机构会话为对象，侧重研究了会话的局部结构特征，提出了会话分析的基本范畴和概念。他们认为"话轮"是会话的基本单位，话轮转换存在所有会话中。通过对大量电话会话的开端和结尾的仔细研究后，萨克斯和谢格洛夫又提出了"毗邻对"以及

"召唤—回答"等重要概念。萨克斯和谢格洛夫的研究极大地促进了会话研究的发展，使其成为了一门独立的研究领域。会话分析的研究内容还包括会话结构、词汇选择、打断、修复及总体结构安排等（参见 Wilkinson & Kitzinger，2012）。谢格洛夫（Schegloff，1996：4）指出，会话是社会生活中的重要形式，我们正是通过会话建立和维持人际关系，建立自己的身份。同时，谢格洛夫（Schegloff，1991）认为，为了保证会话与说话人的身份建构，比如任何形式的权力或身份不平等相关，分析者必须说明这些身份的建构是与会话中的具体话语特征紧密相连的（转引自 Benwell & Stokoe，2006：37）。通过分析具体的语言会话特征可以解答会话者是如何形成自己的主体定位，并建构自己的身份（梁海英，2014a：25）。不同研究者利用会话分析研究不同语篇类型中的身份建构问题，如日常会话语篇（Clifton & Mieroop，2010；Harris，Palazzolo & Savage，2012），上述两项研究指出交际者的身份和性别与会话过程中权力关系和从属关系相互影响作用，从而直接影响会话的结果；机构会话语篇，如江玲（2012）借鉴了系统功能语言学、会话分析以及语用学的理论探讨了庭审话语中的法官身份建构；董平荣（2012）以会话分析为依据探讨了英国某大学英国导师和中国学生之间的论文指导面谈，提出了导师在机构会话中多重身份关系的再现与重构。

成员类属分析（Membership Categorization Analysis）是由萨克斯提出的。成员类属分析旨在关注说话人如何将自己与某一群范畴联系起来（Sacks，Schegloff & Jefferson，1992）。萨克斯以 "The baby cried. The mommy picked it up" 为例，指出，根据这两句话，读者会很自然地理解为，婴儿哭了，它的妈妈把它抱起来。其中，"the baby"，"the mommy" 被称为成员类属（Membership Categories，简称 MCs）。人们之所以将他们联系在一起是因为两者同时属于更高一层的 "the family"，也就是成员类属机制（Membership Categorization Devices，简称 MCD）。在整个活动当中，婴儿的哭与妈妈的抱婴儿都属于相关成员活动（Category-bound Activities，简称 CBAs），这些都是与人们的日常生活与常识性知识相联系（参见 Benwell & Stokoe，2006：38）。在此基础上，萨克斯提出了两条规则，即经济原则（economy rule）与一致性原则（consistency rule）。经济原则指的是如果一个成员仅用任何成员类属机制中的一个范畴，那他就符合了经济原则。一致性原则指的是如果同一个群体的人由一个被认定的术语进行归类，那么其他该群体的成员也应该同属于这个范畴。随后，萨克斯又提出了听话人准则（hearer's maxim），即听话人听到了两个或者更多的范畴，而这些范畴又同属于一个类属机制，那么听话人就会把这些范畴联系起来加以理解。这也就是为什么读者可以很自然地将"the baby, the mommy, it"联系在一起并且确认"it"指的就是"the baby"（转引自梁海英，2014a：26）。研究者运用成员类属分析探讨话语中的身份建构问题，如希金斯（Higgins，2007）利用成员类属分析对坦桑尼亚城市居民如何建构同盟，并排斥非群体成员。艾克塞森（Axelson，2007）分析了称呼语具有成员分类特征。安塔基和韦迪库姆（Antaki & Widdicombe，1998）从成员类属分析的角度为身份的话语建构研究拟定了五条准则：第一，对于具有身份的个体，无论他或者她是说话人、听话人还是被谈到的人，都将被投射到一个类别中，这个类别带有与其身份关联的特点或者特征；第二，这种投射是指示性的并且情境化的；第三，它使得当下的身份与正在进行的会话相关联；第四，拥有某个身份在会话中意义重大而深远；第五，这些身份都将表现在人们所运用的会话结构中。潘琪、陈宏俊（2012）从理论层面探讨了成员类属分析的产生、相关概念、应用原则及发展趋势等。

2.3.2 身份话语建构研究的系统功能语言学视角

系统功能语言学经常与批评话语分析联系在一起，作为批评话语分析的研究方法，用于研究语篇中的身份建构及其意识形态关系。通过分析语篇中的概念、人际和语篇意义建构，探讨语篇中的身份建构问题。如费尔克拉夫（Fairclough，2003）和图兰（Toolan，1998）对韩礼德的及物性进行了改造，通过参与者角色可以探讨身份的话语建构特征。系统功能语言学中的评价理论也是分析语篇身份建构的有力工具。如廖益清（2008）以评价理论为工具揭示时尚话语中男性和女性社会性别身份建构的不同，从而解构话语中的隐性性别主义。女性时尚话语中出现的大量显性鉴赏，尤其是涉及反应的鉴赏，表征了长久以来关于社会性别的误区：女性的物化和"他者"化。刘银姣（2014）考察了微博语篇中当事人身份范畴的动态建构，探讨了其背后的评价主体、评价动机与选择。系统功能语言学提出的个体化理论也致力于身份话语建构的研究。个体化身份建构研究在本章"从体现化、实例化到个体化"一节中已经进行了详细地综述，此处不再赘述。

2.4 以往研究的不足

在以上各小节中我们对医患会话、个体化和身份话语建构研究进行了详尽的梳理，了解了目前相关研究的国内外现状，但以往的研究依然存在不足之处。从医患会话研究来看，不同语言学流派集中在分析医患会话的特征，医患关系的不平等，以及患者话语的描写上。如会话分析、语用学和批评话语分析主要关注医患会话的特征和医患关系的不平等。系统功能语言学内部对医患会话的研究也主要从概念意义、人际意义等关注医患会话特征和患者话语的描写。对医生话语的研究则不多，尤其是从个体化视角分析医生资源配置差异的研究还相对薄弱。

从个体化研究来看，目前国内外个体化研究主要集中在从理论层面上对个体化与层次化和实例化关系的探讨。就个体化实证性研究而言，部分研究分析了话语中建构亲和关系的方式，并尝试建构分析框架；少数研究探讨了具有个性化特点的话语实例，但对于从个体化自上而下的资源分配视角系统分析个体与群体之间关系的研究较少。由于个体化研究刚刚起步，学者们对于个体化理论中的一些术语都未形成统一的定义，对于个体化研究的范围、研究的层次和方法也未形成系统的、公认的框架，和层次化、实例化等成熟的系统功能语言学理论相比，个体化研究还是一个新生事物，也需要和实例化理论一样经历较长的发展过程（陆丹云，2011：18）。具体而言，首先需要从理论上更为深入地探讨个体化理论的渐进式关系，如对文化意库和个体意库，以及对主流身份及个体身份的详细论述。就分析框架而言，目前仅有奈特（Knight，2010）提出了个体化自下而上亲和关系的分析框架，还需对自上而下的资源分配视角提出切实可行的分析框架，我们认为可结合韩茹凯关于语义变异的研究进行有力的尝试，本书属于对这一领域的探索性研究；从语篇分析实例来看，目前对个体化的实例分析仅限于个别话语的分析，需结合语料库系统分析资源分配视角的个体化意义或亲和关系的建构过程。

从身份的话语建构研究来看，目前对身份的话语建构研究主要是从展演论、定位伦、会话分析、批评话语分析和系统功能语言学的视角对身份的话语建构进行研究。而从系统功能语言学个体化理论研究身份的话语建构还相对较少。马丁开始致力于研究法律语篇中的身份建构问题，但将系统功能语言学的个体化理论应用于医患会话的身份建构研究则鲜有涉及。

2.5 小结

正是由于医患会话、个体化和身份的话语建构研究存在上述不足，才成为本书的出发点。本书将以系统功能语言学的个体化理论为研究视角，深入探讨医生诊疗话语中的人际意义个体化建构。本书可以扩展医患会话的研究广度，提供系统功能语言学的研究视角；本书提出了以语言使用者为基础的系统功能语言学个体化理论框架，对个体化理论有所发展；本书借鉴合法化语码理论，提出了较为全面的身份话语建构研究的分析框架，可以加深对身份话语建构的研究。

第3章　理论基础和分析框架

　　本书依据的理论基础是系统功能语言学的个体化理论。个体化理论是以语言使用者为主的理论视角，用于探讨个体与系统之间的相互关系。因此，本章首先从理论上回顾了系统功能语言学有关语言使用者研究视角的相关论述，以便更为清晰地了解个体化理论在系统功能语言学内部的发展历程。在此基础上提出了以语言使用者为中心的系统功能语言学理论框架，并结合本书的研究目的，建构适合本研究的、更为详细的个体化自上而下资源分配视角理论框架。本书主要研究医患门诊会话中医生诊疗话语的人际意义个体化，我们将以系统功能语言学人际意义建构作为我们的分析框架。具体而言，我们将详细分析词汇语法层的语气系统和语义层的评价系统，以全面剖析医生话语的人际意义个体化建构差异。除此之外，我们还将介绍本研究的身份建构研究的分析框架。

3.1 系统功能语言学语言使用者研究视角
　　系统功能语言学的研究一直以来主要关注语言使用，对语言使用者的关注不多。在系统功能语言学内部，最早对语言使用与语言使用者的研究出现在韩礼德（Halliday，1964）对方言（dialect）和语域（register）的区分。随后韩礼德（Halliday，1978）从对社会人（social man）的论述，进一步探讨了语言使用和语言使用者，但是关注的焦点集中在语言使用上，而非语言使用者本身，主要重视语境类型与语言功能变体之间的关系，未对语言使用者本身进行深入的研究。系统功能语言学内部有学者认识到语言使用者的重要性，从不同方面对语言使用者展开了研究（朱永生和王振华，2013：162）。从韩茹凯（Hasan，2005，2009）提出的语义变异理论，到麦迪逊（Matthiessen，2007）的语码变异概念（codal variation），再到马丁提出的个体化理论。从语言的使用转向语言使用者体现了系统功能语言学的人本主义倾向，既然语言是人类创造的，语言学研究就不应该将人的作用排斥在外（朱永生，2012）。以下我们将详细论述不同系统功能语言学家对语言使用者的相关论述。在总结前人对语言使用与语言使用者的研究，本书拟建构出以语言使用者为基础的系统功能语言学模式。

3.1.1 从语言使用到语言使用者

语言使用对揭示语言的使用过程和语言系统的运行机制具有深远的意义，但语言使用离不开语言使用者，语言使用从根本上是语言使用者在系统中的选择。系统功能语言学中对语言使用者的研究最早是韩礼德关于社会人的论述，而韩礼德有关个体语言使用者的论述继承了伦敦学派弗斯（Firth）的观点。弗斯一直关注个体与语言，个体与社会的关系。弗斯（Firth，1950）在探讨社会个体与语言时，对个体进行了分类，一类是生物学意义上的个体，另一类是社会学意义上的个体，弗斯主要分析了社会学意义上的个体及个性化的人。弗斯指出（Firth，1950：45），从社会学的视角来看，每个社会个体是由一系列的个体身份所组成。每个个体身份都是在所处的不同群体中体现出来的，即社会个体在不同的社会群体中会体现出不同的个性，建构不同的个体身份，如个体在家庭、朋友、工作群体中所体现的不同个性及身份。弗斯进一步分析了个性化的人与语言的关系。个体在社会中所形成的个性很重要的体现方式就是语言。为了在社会中生存，个体必须不断地融入社会组织，而融入社会组织的方式就是共享该组织使用的语言。家庭、社区、阶层、职业、国家、宗教等都是通过语言联系起来的，因为个体只有习得不同言语社团的语言，才能融入其中，只有重视社会与群体建构，个性才得以展示（Firth，1950：47）。例如某种家庭话语通过成员的不断使用，维持这一群体的特征，这种类

似的群体话语具有相似的声音、语调、语法、习语和用法，为该群体
所共享，并由此形成群体联结，而群体之外的个体则不具有这种言语
特点。不同语言共同体成员又会归属于更大的言语或语言社团，其成
员之间的价值观念不会发生冲突，如讲英语的语言社团，以英国为例，
英语是共享的语言，尽管不一定全部都使用标准英语，但该社团依然
继续向前发展，并容纳不同的个性化存在。弗斯关于个体、个性化的
人与社会之关系的论述对之后的系统功能语言学研究影响深远，成为
马丁建构以语言使用者为中心的个体化理论的理论根源。

　　韩礼德在继承了弗斯有关个体，以及个性化的人等观点之上，从
社会人的角度对个体语言使用者和社会的关系进行了论述。韩礼德首
先对语言使用者和语言使用进行了区分。韩礼德对语言使用和语言使
用者的区分最早出现在方言和语域的划分上（Halliday，1964：87）。
韩礼德认为，以语言使用者为依据的语言变体为方言，以语言使用为
依据的语言变体为语域。在此基础之上，韩礼德进一步强调了方言和
语域的差异及其影响因素（Halliday，1978：35；转引自苗兴伟等译，
2015：34），如表 3-1 所示：

表 3-1　　　　　　　　　　　　　语言变体

方言（方言变体）	语域（功能变体）
＝使用者变体	＝使用变体
方言是：	语域是：
你说什么话（习惯）	你在说什么（当时）
由你是谁决定（出身于／或成长的社会—地域），且表现出社交结构的多样性（社会等级类型）	由正在做的事情决定（所介入的社会活动性质），且表现出社交过程的多样性（社会活动分工）
所以原则上，方言是：	所以原则上，语域是：
用不同的方式说同一件事情	用不同的方式说不同的事情
往往在以下方面有差异：	往往在以下方面有差异：
语音、音系、词汇语法（而非语义）	语义（在词汇语法、有时音系方面有体现差异）

从表 3-1 可以看出，韩礼德认为以语言使用者为主的语言变体—方言，其差异主要体现在语音、音系和词汇语法，而在语义上不存在差异，仅以用不同的方式说同一件事情。在对方言和语域区分的基础上，韩礼德集中探讨了以语言使用为主的功能变体——语域，以及语境、语域和语码的关系（Halliday，1978/2001：125）。韩礼德认为语境类型是由语场、语旨和语式构成的符号结构，这些情景变量分别与语义系统的概念、人际和语篇意义相对应。换言之，特定语境的符号特征，决定语境配置或语域——特定情景特征的意义潜势，最终体现为"言语变体"（speech variant）。这一体现过程受到语码，即社会意义组织原则的调节，而社会意义代表着社会系统中特定亚文化的特点，而亚文化的变异尤其受到家庭类型，或家庭角色系统差异的影响，并由此形成不同的社会等级。

在对语言使用和语言使用者进行区分之后，韩礼德从社会人的视角探讨了语言使用者与语言，以及与社会的关系。韩礼德（Halliday，1978/2001）指出语言除了通过言语角色交流信息、商品和服务以外，还通过语言确定自己的社会地位和角色，建立和传递共同的价值和知识体系（1978：2）。社会人是作为整体存在，是从外部去观察的个体，主要关注个体的行为以及与他所处环境间的互动。就语言与社会人的关系而言，韩礼德认为语言与社会人是相互依存的统一关系，两者不可分割，不存在没有语言的社会人，也不存在没有社会人的语言（1978：12）。韩礼德指出个体到群体的演变过程就是个体通过语言在群体建立社会关系，确立其在群体的地位及身份的过程，如图 3-1 所示：

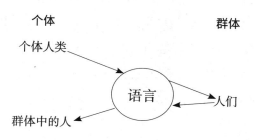

图 3-1　个体到群体的演变过程（Halliday，1978/2001：14）

就个体与群体，个体与社会之间的关系而言，韩礼德认为个体在社会中是"潜势成员"（potential member），通过语言的使用在社会中存在，并确定自己的地位。群体与社会之间存在差异，群体结构简单，只需要群体成员之间的参与就会形成，不存在特殊的关系，但社会不是由参与者组成而是由关系组成，社会关系决定了社会角色，社会成员就意味着占据社会角色，其途径就是语言的使用。社会角色是多元的，作为社会成员的个体，不只是通过语言占据一种角色，而是角色复合体（role complex），韩礼德称为个性化的人[①]（personality），如图3-2所示：

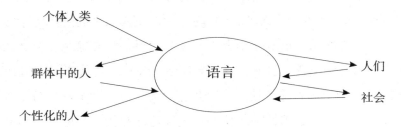

图 3-2 个体至个性化的人的演变过程（Halliday，1978/2001：15）

上图显示了个体与社会的关系，个体通过语言与其他个体交流形成了群体，在这一过程中成为社会人。个体又通过语言在社会中承担不同角色，或角色复合体，最终形成个性化的人。在该论述中，韩礼德指出了作为语言使用者的社会人与群体和社会的关系，认为个体在群体中只是相互参与，不存在特殊关系，而只有在社会中才会存在相互关系（1978：14），我们认为，个体在社会中势必承担不同角色，在小范围的群体中不仅仅只是相互参与，在群体中也会存在个体所承担的角色差异，这一个体角色或身份的差异从本质上源于社会角色分配的差异（参见 Bernstein，1999）。

---

① 此翻译借鉴苗兴伟等对该概念的翻译（苗兴伟等译，2015：11）。

在此基础之上，韩礼德进一步研究了语言与社会结构之间的关系，从社会的视角而言，语言将行为潜势编码为意义潜势，即用于个体之间相互交流的方式，意义潜势或语义系统又被编码为词汇语法系统，进而编码为语音系统。而个体的语言选择受到所处地位的影响和制约。正如韩茹凯提出的，语码［支配说话者意义选择和听话者意义理解的符号组织选择（Halliday，1978：111）］是由语义特征所定义的，语言使用者通过社会结构对语义特征作出预测。这一观点正是韩茹凯以语言使用者为主的语义变异理论的理论根源。

总之，韩礼德对语言使用者和语言使用进行了区分，从社会人的角度阐释了语言使用者与语言，语言使用者与社会之间的关系。但韩礼德主要强调功能变体——语域，以及语域与语言内部之间的关系，对个体语言使用者本身未进行更为深入的论述。

3.1.2 语义变异理论与语言使用者

语义变异理论是由系统功能语言学家韩茹凯提出的，主要研究不同语言使用者在相似的语境中做出的系统性的选择。语义变异可以反映说话人的社会分类以及社会定位，如社会阶层、教育水平、家庭地位、性别、年龄、种族等（Hasan，2009：65）。语义变异理论主要是以系统功能语言学的语境论以及语境与语言内部的体现关系为理论基础的，主要从语境和语言内部的体现关系探讨语言使用者的语义变异。语义变异是受语境变异激发的，语言系统内部的变异主要是通过语义变异来体现的（Hasan，2007：725）。首先语境层会激发语言内部的语义选择，即先选择三大元功能中的意义，包括概念意义、人际意义和语篇意义，然后才会在词汇语法层加以体现，最终通过口语或书面语的形式体现出来。因此，韩茹凯在研究不同语言使用者的语言差异时，主要集中在语义选择上，也因此提出了语义变异理论。

韩茹凯通过对学龄前儿童的家庭对话研究，发现社会阶层和性别与具体的话语活动参与者所使用的语义表达形式之间有着十分紧密的关联。例如，韩茹凯（1983，1989，1990，2004）[①]研究了日常家庭对话中的语义变异，通过系统网络深入探讨不同语言使用者在语义选择上的差异，以及在词汇语法层中的体现，系统地总结出不同语言使用者在语义上的差异。韩茹凯提出的语义变异及其研究方法对以语言使用者为中心的研究提供了重要的理论和方法依据。

3.1.3 语码变异概念与语言使用者

麦迪逊（Matthiessen）与韩茹凯的观点一致（参阅梁海英，2016）。韩茹凯认为语言使用者的性别和所处的阶层会使语言使用者在相同语境下形成不同的语义选择（转引自 Martin，2014：260）。这与韩礼德关于方言变体的观点存在差异，韩礼德认为语言使用者的方言变体在语义层不存在差异，差异仅体现在语音、音系、词汇语法。而麦迪逊也认识到以语言使用者为主的语言变异与方言变体存在差异，因此麦迪逊指出语言中存在三种变异，一种是方言变异，与韩礼德提出的方言变体一致，一种是语域变异，与韩礼德提出的功能变体——语域一致。第三种变异被称为语码变异，主要是指在相同语境下语义的差异，及其在词汇语法系统的不同体现方式。语码变异主要是以语言使用者为主的语言变异，这种变异介于方言变异和功能变异之间。如图 3-3 所示：

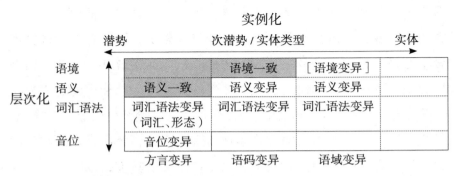

图 3-3　语言变异类型图（Matthiessen，2007：539）

---

① 韩茹凯关于家庭对话的语义变异研究在第二章文献综述"语义变异理论视角下的个体化研究"小节已进行详细的描述，此处不再赘述。

从图 3-3 可以看出三种语言变异之间的差异性。从体现化和实例化的角度来看，方言变异是指在语境和语义层一致的前提下，词汇语法层和音系层选择的差异；语码变异是指在语境一致的前提下，语言使用者在语义选择中的差异，并进一步通过词汇语法层和音系层加以体现；语域变异是指语境差异进一步造成语义选择的差异，以及词汇语法和音系层选择的差异。麦迪逊通过对三种语言变异的区别，特别是语码变异概念的阐释，进一步强调语言使用者的重要性，指出了语码变异与方言变异和语域变异之间的差异，强调语言使用者在相同语境下会存在语义差异，并进一步由词汇语法层和音系层加以体现。

3.1.4 个体化理论与语言使用者

系统功能语言学发展至今，其层次化体现的概念日臻成熟，语言系统和实例间的实例化关系也日渐明朗，但是作为一个描绘语言客观共性的系统，它还未能将语言的使用者和语言使用的所有特性完全展示。因此，系统功能语言学需要扩展第三维度的研究，关注文化的意义潜势在社会群组或个体之间的分布、分配以及个体使用者的文化归属，以解读语言系统中的个体差异以及个体与系统的关系，这个维度就是个体化。虽然有的系统功能语言学家探讨过个体与语言使用的关系，如韩茹凯（Hasan，2005；2009）、威廉姆斯（Williams，2005）等，但只有马丁将个体化视为与体现化和实例化同等重要的研究领域。

马丁借鉴了伯恩斯坦对于文化意库和个体意库的区分（如Bernstein，2000），并将此理念引入到系统功能语言学个体化研究框架之中。个体化指特定文化的意义总库（文化意库）与特定个体所能调动的全部技能（个体意库）之间的关联。个体化是有关编码取向的研究。个体化的层级模式是，文化意库处于顶端，个体意库处于底部，二者相互作用。二者之间从上到下依次为系统、编码取向、亲和关系、个体。个体在文化系统中互动，互动时选择意义的编码取向，选择自己与群体的亲和关系，或形成个体化的意库（马丁和王振华，2008：75）。在此基础上，马丁（Martin，2009：565）提出可以从两个视角来研究个体化：亲和关系和资源分配。亲和关系是一种自下而上的视角，体现的是语言使用者如何运用自己所掌握的符号资源来进行交际与融合，即个体与社会其他成员之间建立亲和关系的过程；资源分配是一种自上而下的视角，表达的是文化中的符号资源如何配置到具体的语言使用者，即社会文化资源逐步分配到个体（persona），从而使个体身份得以建立的过程（参见于洋，2013a：188）。个体化理论是一个双向视角，如图3-4所示：

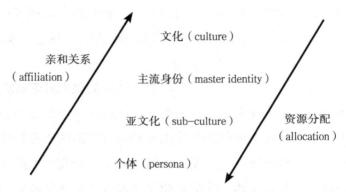

图3-4　个体化理论的亲和关系和资源分配视角（Martin，2009：565）

在图3-4中，文化指的是某个社团所具有的文化资源和特征，"主流身份"指的是这个社团所具有的主要身份特征，"亚文化"指的是该社团的一个组成部分，"个体"指的则是这个组成部分中的个体成员所具有的特征。

系统功能语言学对个体化的探索对语言实例研究具有实践意义。研究者从资源分配和亲和关系两个视角具体探讨个体的语言风格和身份建构，以及个体是如何利用语言资源归属于某一团体[1]。如马丁（Martin，2009；2014）从资源分配的视角分析了澳大利亚青少年恢复性司法会议中犯法青少年的个体身份建构；奈特（Knight，2010）探讨了个体化理论的亲和关系视角（affiliation），通过分析幽默会话

---

[1]　有关个体化的具体研究详见第二章文献综述"从体现化、实例化到个体化"小节。

来探讨会话者之间是利用何种语言资源来建构亲和关系。

3.1.5 基于语言使用者的系统功能语言学层次化模式

韩礼德（Halliday，1978：123）指出语码取向会控制和限定语域，而语码取向反映了社会等级，以及由此产生的平等意识和等级现实。基于韩礼德的思想，我们进一步认为，不同的语码取向，或语言使用者所处的不同社会结构在情景语境相似，或语域相似的情况下，会限制语言内部的选择，制约语言使用者的语义选择，进一步体现在词汇语法体系中。在探讨语境，包括情景语境和社会语境时，特别是当情景语境一致时的语言使用时，应在文化语境中进一步加入语言使用者的个体化差异，即在宏观语境（情景语境和文化语境）配置中，当情景语境一致时，如在相同的语场（从事相同的活动）、语旨（说话人和听话人的关系基本一致）和语式（如都为口语交际）下，因说话人在文化语境中所形成的语码取向存在个体化差异，会造成语言使用者语义选择的差异，语义层的差异会进一步通过词汇语法和音系系统加以体现。语言使用者在文化语境中的个体差异源于从文化，至主流身份，亚文化和个体的社会资源分配的不均衡所造成，并进一步形成了个体语码取向（参见 Bernstein，1999：159–160）。因此，在语境层中应加入语言使用者的个体化差异变量，这种差异会限制语言内部的语义选择，且进一步体现在词汇语法层和音系层。语言使用者文化语境差异的纳入形成了更为全面的语境和语言内部的层级体现关系。本书仅强调当不同的语言使用者在相同或相似的情景语境下语言使用差异的形成过程。我们结合马丁的个体化理论和系统功能语言学层级图，建构出语言使用者在相同或相似的情景语境下的语言使用过程，即个体化语言差异的形成过程。

如图 3-5 所示，语言使用者在相同或相似的情景语境下，因其所处的文化，主体身份和亚文化语境不同，形成了不同的个体语码取向，导致其在语言使用时，受到不同语码取向的限制，在语言内部形成语义变异，造成不同的语义选择，进一步体现为词汇语法变异和音位变

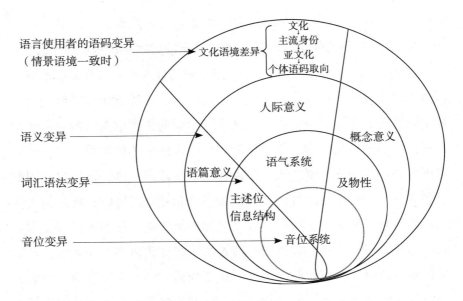

图 3-5 相同情景语境下个体化语言差异的层次图（基于 Halliday & Matthiessen，2004：25）

异，具体体现在词汇语法系统和音位系统的选择中。总之，在我们研究语言使用的同时，还应考虑语言使用者的差异，将其纳入分析的框架，深入探讨不同语言使用者在相同或相似语境下的语言差异的形成过程及具体体现方式。

3.2 个体化资源分配视角理论框架

以语言使用者为出发点的系统功能语言学层次化模式为本研究提供了宏观视角。本研究主要关注语言使用者在相同或相似情景语境下语言使用的差异，这一模式能让我们更为清晰地了解语言使用者在相同的情景语境下语言使用差异的整个过程。在以语言使用者为主的系统功能语言学的宏观框架之下，我们还需结合个体化理论进一步探讨社会至个体的资源分配关系。个体化语言差异研究属于个体化自上而下的资源分配视角，主要探讨文化中的符号资源如何分配到具体的语言使用者，即社会文化资源逐步分配到个体，从而使个体身份得以建立的过程，主要关注不同语言使用者在语言资源选择上的差异。本研究的重点是关注自上而下的资源分配视角，以解读个体在语言选择中的差异，因此，基于马丁提出的个体化理论的层级框架（参见图 3-4），我们从语言使用者的角度出发，将语言使用者所处的社会语境的层级关系，以及语言本身纳入到层级框架中（参见图 3-5），提出了更为详尽的自上而下资源分配视角的个体化理论框架，如图 3-6 所示：

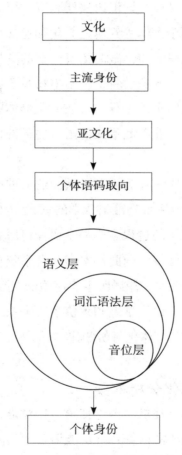

图 3-6　个体化自上而下资源分配视角理论框架（基于 Martin，2009：565）

从图 3-6 可以看出，位于最上层级的是语言使用者所处的宏观文化语境，其次是语言使用者的主流身份，包括性别、宗教、等级等身份特征，下一个层级是语言使用者所处的亚文化语境，即整体文化语境的一个组成部分，如医生、教师群体。由于个体在文化、亚文化群体中性别、教育背景、文化背景、家庭背景、所处的地位等造成的差异会造成语言使用者在语言资源分配上的差异，形成个体特征，或个体的语码取向，这种个体的语码取向会限制语言内部的选择，即体现在下一层级语言内部的选择上，在语言内部，个体化差异又体现在不同层级上，如语篇语义层、词汇语法层和音位层。处于最末端的层级是个体身份，正是由于个体受到所处文化和亚文化语境中不同因素的影响，形成个体化语码取向，限制语言内部的选择，通过不同的语言内部选择体现出个体化的身份特征。本书将基于上述理论框架深入探讨医生因性别这一主体身份差异，及亚文化群体中的工作经验差异所形成的个体语码取向，并由此形成的语言内部的使用差异，包括语义差异和词汇语法差异。

　　本书主要关注个体因社会语境不同而造成的语言内部选择上的系统性差异，因此我们以系统功能语言学的三大元功能思想为理论框架，来分析个体化意义建构的过程。本书主要探讨医患会话，而会话的主要功能是人际意义的体现。因此，本书结合系统功能语言学中人际意义建构为分析框架，来深入探讨医生诊疗话语人际意义的个体化建构。具体而言，本书主要从语气系统和评价系统来系统分析不同医生的人际意义建构差异，及其个体化身份的建构。

3.3 人际意义个体化分析框架

　　个体化理论为本书提供了理论视角，在对语言使用者语言资源进行具体分析时，我们还需依据系统功能语言学人际意义建构为分析框架，来详细分析医生诊疗话语中的人际意义个体化差异。具体而言，我们将从词汇语法层和语义层两个层面来深入探讨医生人际意义的建构，在词汇语法层，我们主要分析体现人际意义的语气系统。本书的语料为口语语料，埃金斯和斯莱德（Eggins & Slade，2004）在分析口语中的语气系统时,提出了清晰、操作性很强的分析框架,因此,本书在分析语气系统时,借鉴埃金斯和斯莱德(Eggins & Slade,2004)提出的语气分析框架。在分析语义层的人际意义建构时,我们主要以马丁和怀特(Martin & White,2005)提出的评价理论为分析框架。而在分析医生身份建构时,我们主要借鉴合法化语码理论和马丁对澳大利亚犯法青少年身份建构的研究,建构出适合本研究的身份建构分析框架。

3.3.1 语气系统

在系统功能语言学中,人际功能指语言能够表达讲话者的身份、地位、动机,并建立和维持一定的社会关系(Halliday,1994;苗兴伟,2012:2)。人际功能与情景有关的交际角色相关。韩礼德认为言语角色的基本任务只有两个:给予和求取。根据交际角色和交换物构成语言最主要的言语功能:提供、命令、陈述和提问。根据这些言语功能,人际意义在词汇语法层通过语气系统加以体现,包括四种语气:陈述、疑问、祈使和感叹,并由四种小句类型来体现:陈述句、疑问句、祈使句和感叹句。因此,我们在分析语气系统时,主要分析医生在小句类型使用上的差异。埃金斯和斯莱德(Eggins & Slade,2004)提出了分析日常会话语气系统的具体步骤,并对说话者在会话中所选择的语气类型从频率和特征上进行了详细的阐释,如当说话者选择陈述语气,表明说话者拥有发言权,向听话者提供信息;选择疑问语气则表明在下一话轮自动放弃发言权,希望从其他会话者获得信息。

因此,我们借鉴埃金斯和斯莱德(Eggins & Slade,2004)对语气系统的分析方法,对医生所使用的语气类型,以及医生在语气系统中的主语选择、附加语、语气词等方面进行探讨,以全面揭示医生人际意义个体化建构的语气资源使用差异。

3.3.2 评价系统

人际意义在语义层主要通过评价系统来体现。评价理论是以马丁为主的系统功能语言学家从 20 世纪 90 年代开始对系统功能语言学人际意义研究的扩展(如 Martin & Rose,2003;Martin & White,

2005）。评价理论关注的是作者 / 说话人用来表达特定的评价立场和与实际的，或潜在的应答者协商这些立场的语言资源。评价理论按照语义将评价资源分为三个方面：态度（Attitude）、介入（Engagement）和级差（Graduation）三个次系统，如图 3-7 所示：

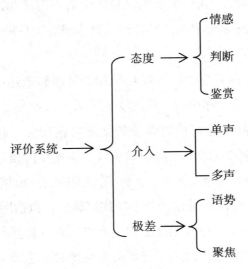

图 3-7　评价系统（Martin & White，2005：38）

在评价系统的态度、介入和级差三个纵聚合的次系统中，我们将集中分析介入系统，因为介入资源旨在调节说话人 / 作者与听话人 / 读者之间的对话空间，主要通过多声的方式体现，介入资源的使用能更为清晰地揭示不同医生在医患会话中医生如何调节与患者的对话空间，与患者建构何种人际关系。

介入系统描述的是说话人用来展示语篇中的各种命题和建议的来源，调节自己对话语所承担的责任，表明自己是否愿意与不同立场的多声进行协商，与不同的言辞来源展开对话的一系列词汇语法资源（Martin，2000；Martin & Rose，2003；White，1997、1998、2003；王振华，2001；胡壮麟等，2005；转引自陈晓燕和王彦，2010：21）。作为一系列语言资源的介入体系，其主要目的是衡量说话人 / 作者的声音和语篇中各种命题和主张的关系：说话人或承认，或忽略其言语所涉及和挑战的众多不同观点，并在多样性的观点中为自己的立场争得人际空间。

　　介入系统各子范畴可用于表明说话人或作者与他人的对话性或主体间性，对各种态度的调节，以及对相关话语的介入程度。介入系统分为收缩性介入（Contract）和扩展性介入（Expand）。收缩性介入又包括否认（Disclaim）和公告（Proclaim），否认又可进一步分为否定（Deny）和对立（Counter）。否定表示对某种观点的否定或排斥，对立是以某种观点代替或取代之前可能存在的观点。公告又分为认同（Concur）、断言（Pronounce）和引证（Endorse）。认同表示公开表明同意潜在听话人的观点，断言表示说话人或作者明显干预或强调某种观点，引证表示说话人或作者认为外部声源的某种意见是正当的，可靠的和有保证的。扩展性介入包括接纳（Entertain）和归属（Attribute）。接纳表示承认其他观点，或其他可能性的存在。归属又进一步分为宣称（Acknowledge）和疏离（Distance）。宣称表示未公开表明说话人或作者对相关命题的态度，而疏离则明确显示说话人或作者对所引用命题的疏远或反对[①]。介入系统的各类子范畴如图 3-8 所示：

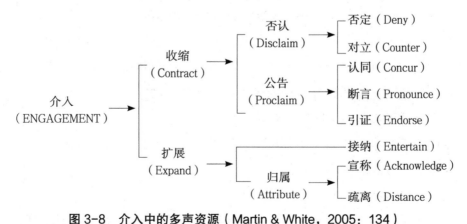

图 3-8　介入中的多声资源（Martin & White，2005：134）

---

　　① 有关介入系统的各个次范畴的翻译诸多，我们主要参照彭宣维（2015）对介入系统各类范畴的翻译。

简言之，本书将以个体化资源分配视角为理论框架，结合人际意义分析框架，全面分析医生诊疗话语的人际意义个体化建构过程，并在此基础上分析个体化身份建构。本书的人际意义个体化总体分析框架如图 3-9 所示：

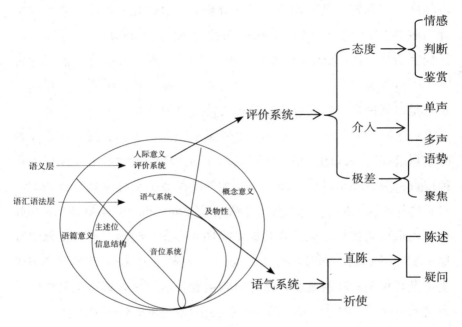

图 3-9　人际意义个体化分析框架

从图 3-9 可以看出，本书对人际意义个体化建构的分析框架主要包括词汇语法层的语气系统和语义层的评价系统，在语气系统中，我们主要分析不同医生语气类型、附加语、语气词、主语等的使用差异；在评价系统中，我们主要分析不同医生介入资源的使用，包括收缩资源和扩展资源的使用差异。

3.3.3 身份建构

在对医生人际意义个体化差异进行详尽的分析之后，我们将以医生人际意义的具体体现方式为依据，分析在医患会话中不同医生在医生群体中所建构的身份差异。具体而言，本书主要分析因性别和工作经验形成的两类变量的医生，包括男医生和女医生、经验型和新手型医生基于人际意义建构差异所体现出的在医生群体内部各自所具有的身份特征。本书主要以系统功能语言学的个体化为理论依据，以人际意义在词汇语法、语义层的建构为语言资源，同时借鉴社会学中的合法化语码理论对不同学科专门性的论述，以及马丁对该理论的发展为理论依据，深入探讨医生个体化身份建构的过程。

　　系统功能语言学既从微观出发，以语言内部的语义、词汇语法和音系层上语言资源的具体体现为出发点，更为具体地解释身份建构的微观过程，同时系统功能语言学又从宏观上将语言与社会联系起来，认为语言是社会实践，语言是意义潜势，社会实践的功能决定了意义的选择，包括概念、人际和语篇意义，其宏观视角可以解释身份建构形成和差异的社会根源。马丁以系统功能语言学的元功能思想为理论基础，借鉴了合法化语码理论中的专门性研究，并对其进行扩展，用于分析身份的话语建构。

　　合法化语码理论是用于分析社会文化行为的社会学理论（Maton，2007；2014）。该理论中的合法化语码并不是指实现合法化的语言，而是指实现社会文化行为合法化的组织原则（汤斌，2014），包括自主性（autonomy）、紧密性（density）、专门性（specialization）、时间性（temporality）和语义性（semantics）五种组织原则。与身份建构研究紧密相关的是专门性原则。梅顿的专门性研究中最重要的一点是发现了知者对于知识实践的重要性。梅顿在伯恩斯坦提出的概念框架基础上，从认识关系和社会关系对文理两种文化的合法化语码特点进行了全新的研究。梅顿从专门性所包含的认识关系（epistemic relation）和社会关系（social relation）两个角度把这些要求分成知识语码（knowledge codes）、知者语码（knower codes）、精英语码（elite codes）和相对语码（relativist codes）等四类（Maton，2014），如图3-10所示：

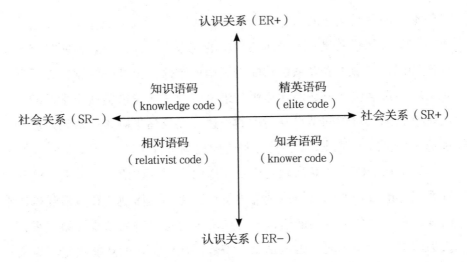

图 3-10　语码类型分布（Maton，2014：30）

　　马丁（Martin，2009；2014）借鉴了合法化语码理论专门性中的认识关系和社会关系概念，以及专门性中对身份建构的论述（Maton，2007，2014）。马丁认为，既然梅顿的模型可以用于研究教育环境下不同的知者身份，我们也可以将其进行扩展，用于研究恢复性司法会议中犯法青少年的身份（Martin，2014：239）。因专门性中认识关系和社会关系与系统功能语言学中的概念功能和人际功能具有相似之处，马丁将其引入到系统功能语言学中，并通过具体的语言资源及非语言资源的分析，来探讨在相似语境中个体是如何建构不同身份的。如马丁（Martin，2009）对澳大利亚青少年恢复性司法会议中犯法青少年的身份建构研究。通过相当于认识关系的概念意义和社会关系的人际意义相结合的方式对犯法青少年的身份进行分类，并利用拓扑图将犯法青少年的身份分成了四类，其中认识关系的体现方式为犯法青少年提供证词的详细程度和主动程度所表达的概念意义，社会关系的体现方式是这些青少年的悔恨态度所表达的人际意义[①]。如图 3-11 所示：

----

　　①　有关马丁对澳大利亚青少年恢复性司法会议中犯法青少年身份建构的研究详见第二章文献综述"从体现化、实例化到个体化"小节。

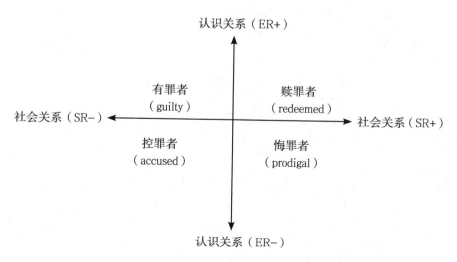

图 3-11 不同犯法青少年的身份分类（Martin，2009：570）

从图 3-11 可以看出，犯法青少年的身份特征主要是通过人际意义和概念意义相结合加以分类的。在本书中，我们也将借鉴马丁对犯法青少年的身份建构研究，将其扩展到医生身份建构中。除此之外，在探讨医生身份建构时，为了更为清晰地了解不同医生所体现的身份特征，我们还将借鉴合法化理论中的意群（constellation）概念对医生语言选择作出规律性的分析，以此为根据更为全面地了解不同医生的人际意义意群的特点。意群是合法化语码理论中宇宙学中的概念，意群指的是在系统中所做出的有倾向性的意义集合，如在语言系统中对一些语言资源的选择会构成一种集合，形成某种倾向，可以显示出其在群体中所处的位置和身份（Maton，2014）。例如，马丁（Martin，2014）在分析澳大利亚青少年恢复性司法会议中联络员警示语类时，通过分析联络员对犯法青少年的话语，总结出了联络员的意群，即主要关注犯法青少年行为对未来所造成的负面结果，如在今后就业、同伴、负面情绪、孤立等方面的具体语义选择，形成了一个意群，通过这种意群的选择进一步劝诚犯法青少年应悔改，回到正常生活状态。联络员的意群选择如图 3-12 所示：

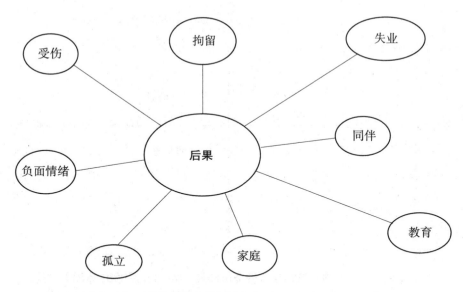

图 3-12　联络员的意群选择（Martin，2014：245）

简言之，在分析医生个体化身份建构时，我们主要借鉴合法化语码理论中的专门性研究，以及意群分析方法，深入剖析不同医生在医生亚文化群体内部所体现出的个体化身份特征。根据本书的具体研究内容，我们借鉴马丁对犯法青少年的身份建构研究，以概念意义和人际意义为维度，建构出了适合本书的身份建构分析框架，如图 3-13 所示：

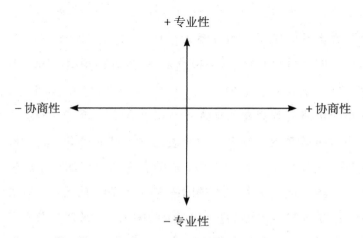

图 3-13　医生个体化身份建构分析框架（基于 Martin，2009：570）

　　如上图所示，我们将表示概念意义的纵轴命名为专业性，将表示人际意义的横轴命名为协商性①。医生个体身份建构的体现方式由纵轴专业性表示的概念意义和横轴协商性表示的人际意义综合构成。我们通过分析不同医生在概念意义中的个体化意义差异（以专业术语的使用频率加以体现），以及人际意义的个体化意义差异（语气系统和评价系统的个体化选择）来探讨医生个体化的身份建构。在上述坐标图中，纵轴为表示概念意义的专业性，轴线自下而上表示专业性程度的增加，横轴为表示人际意义的协商性，轴线从左至右表示协商性程度的增加，我们将根据本书中对人际意义的具体分析结果，并结合医生专业性术语的使用频率，来全面探讨医生个体化身份的建构，以及在医生群体中所处的位置。下文中我们将结合本书的分析框架，具体分析因性别差异和工作经验差异形成的个体化身份的建构。

---

　　①　此图中的专业性类似于合法化语码理论中的认识关系，主要用于体现医生的概念意义；协商性类似于合法化语码理论的社会关系，主要用于体现医生的人际意义。

第4章 研究方法

　　本书的语料来源是医患门诊会话。我们在田野调查和现场录音的基础上，将所录医患会话进行转写，建立小型语料库，采用定性和定量的研究方法深入分析医生人际意义个体化建构及个体化身份建构。本章主要介绍研究问题，研究对象的选择、数据收集和标注、语料统计和语料分析步骤等。

4.1 研究问题

　　基于本书提出的理论框架和分析框架，我们将主要探讨不同医生因性别和工作经验差异造成的人际意义的个体化差异，并进一步探讨不同医生在群体中的身份建构。本书的主要研究问题：

　　（1）不同医生在人际意义选择中存在何种个体化差异？具体体现为：

　　1）医生在语气资源的选择中存在何种个体化差异？

　　2）医生在评价资源的选择中存在何种个体化差异？

　　（2）基于人际意义个体化差异，不同医生在医生群体中建构何种个体化身份？

4.2 研究对象

　　本书选择20名医生作为医患会话的研究对象，具体的筛选过程如下：

　　首先，在选择研究对象时，我们先通过调查问卷，了解医生的基本信息。本书的主要变量是性别差异，以及工作经验差异，因此，我们在获得医生基本信息，征得医生同意的前提下，选择 10 名男医生和 10 名女医生作为研究对象，其中 10 名男医生由 5 名经验型男医生和 5 名新手型男医生组成，10 名女医生由 5 名经验型女医生和 5 名新手型女医生组成。需要指出的是，本书的性别和工作经验为两个独立变量，在对比医生人际意义个体化的性别差异时，我们选择了相同数量的经验型医生和新手型医生，以避免工作经验的差异对研究结果产生的干扰。同理，在研究工作经验差异对医生人际意义产生的影响时，我们选择了相同数量的男医生和女医生，以避免性别差异对研究结果产生的干扰。本书的 20 名研究对象主要来自某省三家三甲医院的医生，具体信息如表 4—1 所示。

表 4—1　　　　　　　　　　20 名医生信息表

医生代称	性别	年龄	科室	职称	工作年限
经验型男一（JN1）[①]	男	51	骨科	主任医师	28
经验型男二（JN2）	男	45	脊柱骨科	主任医师	23
经验型男三（JN3）	男	43	普通外科	副主任医师	20
经验型男四（JN4）	男	42	骨科	副主任医师	31
经验型男五（JN5）	男	49	肝胆外科	主任医师	27
新手型男一（XN1）	男	35	手足外科	主治医师	8
新手型男二（XN2）	男	37	微创骨科	主治医师	7
新手型男三（XN3）	男	39	消化科	主治医师	11
新手型男四（XN4）	男	36	内科	主治医师	7
新手型男五（XN5）	男	33	微创骨科	住院医师	5
经验型女一（JNV1）	女	40	脊柱骨科	副主任医师	16
经验型女二（JNV2）	女	45	产科	主任医师	22
经验型女三（JNV3）	女	42	妇科	主任医师	17

---

①　经验型男一：为了保护医生的隐私，我们以此作为代称。
　　JN1：在下文中，为了在举例中简洁表明会话的出处，我们以JN1等指称相应的医生会话来源。

医生代称	性别	年龄	科室	职称	工作年限
经验型女四（JNV4）	女	65	产科	主任医师	42
经验型女五（JNV5）	女	58	脑病科	主任医师	35
新手型女一（XNV1）	女	35	手外科	主治医师	8
新手型女二（XNV2）	女	34	肾内科	住院医师	6
新手型女三（XNV3）	女	36	产科	主治医师	9
新手型女四（XNV4）	女	36	内科	主治医师	10
新手型女五（XNV5）	女	37	产科	主治医师	10

注：为保护医生隐私，医生姓名以代称表示。

4.3 语料收集及转写

在确定了 20 名医生作为研究对象之后，我们对 20 名医生的医患门诊会话进行了录音，为了保证医患会话的真实性，研究者将录音笔交于研究对象自行录音，以避免研究者在场对医患会话真实性造成的影响。医生自行根据他们的门诊时段，在征得患者同意的前提下，对两次门诊会话进行了全程录音，每名医生的录音时间约为 5—7 小时。本书主要考察医生在相似的情景语境和不同的社会语境下人际意义的个体化建构，为了尽量保持情景语境的一致性，我们对患者也进行了筛选，因为患者的巨大差异会影响医患会话的对话特征，如在前期先导研究时我们发现，老年人和儿童的医患门诊会话与其他患者的门诊医患会话差异很大，主要是因为老年人和儿童一般是在家属陪同的情况下就医，患者本人与医生的对话有限，且通常老年人和儿童在与医生交流时存在诸多不同于其他患者的医患会话特征。因此，为了尽量保持情景语境的一致性，我们对医患交际中的另一主体，即患者进行了筛选，以便较为客观地揭示医生诊疗话语的个体化差异主要是由于医生本人所处的社会语境制约所造成的。本书对患者的筛选步骤如下所示：

· 准备患者基本信息表（姓名、年龄、职业、教育程度）

· 在患者进入门诊室后，在与医生进行对话之前，让患者利用极短的时间填写基本信息表。

·将患者进行编号，在录音之后的转写过程中，根据患者信息及其在录音中的顺序对患者进行筛选。

·患者的筛选：18—55 岁之间，具有大学以上文化水平，在企事业单位供职的患者作为医患会话的语料来源。

在获得每位医生的录音之后，开始对语料进行转写。在转写的过程之中，对语料有所筛选。首先根据患者信息表和编号顺序，仅转写符合上述患者信息的医患门诊会话，其次，在医患会话中，会出现打电话、其他患者突然进来询问检查结果等各种因素，我们将上述干扰因素未转写，转写的门诊会话仅包括医生和患者本人的对话。

转写标准按照韩茹凯（Hasan，1983）与埃金斯和斯莱德（Eggins & Slade，2004）对口语的转写标准进行转写。转写方法采用较为宽泛的方式，与会话分析的转写过程不同，我们仅以语言资源的使用为主要依据，因此，在转写时，除了对所有语言客观转写之外，我们对犹豫和打断进行了转写，因为在分析语气系统时，根据埃金斯和斯莱德（2004）的研究，犹豫和打断能说明说话者在会话中的地位和作用。除此之外，我们对会话过程中无法辨识的部分或非语言形式也用转写符号进行了标识[①]。

4.4 语料标注

在获得了相应的语料之后，我们需根据研究内容对语料进行相应的标注。本书主要分析医生人际意义建构中的差异，主要包括语气系统及评价系统中的使用差异。因此，我们需根据语气系统和评价系统的研究内容对语料进行标注。具体语料标注步骤如下：

4.4.1 语气系统标注

为了对比不同变量的医生在语气系统选择上的差异，我们需要统

---

① 转写符号："="表示打断/插入；"："表示犹豫/停顿；"（）"表示非语言/无法辨识的话语。

计医生不同语气类型的使用比例，因此首先需要对小句进行划分和标注，即如何判定和划分一个小句。根据埃金斯和斯莱德（Eggins & Slade，2004：106）对小句的划分标准，语气系统的小句划分主要依据语气结构的组成：主语加限定成分，即一个小句只要包括主语和限定成分就被划分为一个小句，或者当小句的主语和限定成分被省略，但通过上下文主语和限定成分可以被恢复，都可以被划分为一个小句。但汉语的语气结构与英语存在差异。汉语的语气结构是由谓语动词、谓语动词的极性、整个命题，以及对它们的评价的中介程度的有效性为特点的。因此，在对汉语小句进行划分时，我们主要依据谓语动词、整个命题，以及评价的有效性作为判定依据。除此之外，在对小句复合体进行划分时，我们主要依据韩礼德和麦克唐纳（Halliday & McDonald，2004）和李深红（Li，2007）对汉语小句复合体的划分，将小句复合体看作由几个小句组成的复合小句。如：

（1）如果你再不做手术就会越来越严重。

（2）你这样不仅会越来越走不成，而且肌肉也会逐渐萎缩。

李深红（Li，2007：99）详细列举了汉语小句复合体中的连接词，以及如何判定平行小句复合体和从属小句复合体的连接词，结合韩礼德（Halliday，1994）对小句逻辑语义关系的判定标准，例句（1）属于从属小句复合体，这一小句复合体包括两个小句，"如果你再不手术"属于从属小句 β，"就会越来越严重"属于主句 γ。例句（2）属于并列小句复合体，包括小句 1"你这样不仅会越来越走不成"和小句 2"而且肌肉也会逐渐萎缩"。除此之外，对于语篇中有些省略的小句，我们根据上下文所恢复的意义来进行划分。

在对小句划分之后，我们主要参照埃金斯和斯莱德（Eggins & Slade，2004）对语气系统的分析方法以及韩礼德和麦克唐纳（Halliday & McDonald，2004）、李深红（Li，2007）和彭宣维（2000；2011）对汉语语气类型的论述加以分类和标注。依据语料，我们在分析语气系统时，主要分析四种语气类型：陈述句、疑问句（包括特指疑问和是非疑问）、祈使句和零句。除了上述四种类型的小句之外，还有一种是感叹句。但由于机构会话特征的限制，在所收集到的语料中感叹句很少，仅见于患者在医生检查表达痛苦状时，发出感叹。而我们主要分析医生的话语，所以本书仅统计四种语气类型。在对语气类型进行分析的时候，根据语料的具体情况，我们对各类小句又进行了更为细致的分类，如在是非疑问句中又分为是非一般问、是非反复问和是非选择问；祈使句又分为一般祈使句和带附加语的完整祈使句等，以便更为清晰地揭示医生在选择语气类型上的差异以及所体现出的与患者的人际关系特点。本书分析的语气类型分类如图 4-1 所示：

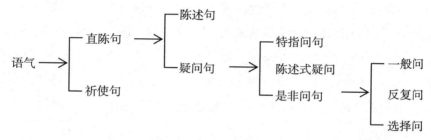

图 4-1　本书所用语气系统图

如图 4-1 所示，我们所研究的汉语语气类型主要包括直陈语气和祈使语气，分别由直陈句和祈使句体现，直陈句又包括陈述句和疑问句，疑问句内部又包括特指问句和陈述式疑问和是非问句，在是非问句次小类中，又分为一般问、反复问和选择问。具体小句类型的划分如以下示例所示：

（3）这跟风湿没关系，风湿标志性的症状就是晨僵，就是早晨起来发硬。

（4）去交钱取药。

（5）你现在是怎么不好？

（6）现在腰不困了？

（7）你以前受过伤吗？

（8）手麻不麻？

（9）拧着疼绞着疼还是胀着疼？

如上述示例所示，例（3）—（9）分别代表了本研究的语气类型。例（3）属于陈述句；例（4）属于祈使句；例（5）属于特指问句；例（6）属于陈述式疑问；例（7）属于是非一般问；例（8）属于是非反复问；例（9）属于是非选择问。

除上述三类小句类型——陈述句、疑问句和祈使句外，我们对零句也进行了标注。零句（minor clause）是指没有主语和限定成分的小句，一般包括感叹、呼喊、问候语和警告（参照胡壮麟等，2005：140）。由于汉语没有限定成分，且汉语的语气判定主要是依据汉语和整个命题，因此我们将没有谓语成分，表示感叹、呼喊、问候等的简短小句划分为零句。依据埃金斯和斯莱德（2004：94）的判定标准，零句不是省略句，信息无法得以恢复，如"好了"，并不能被恢复为"你好了"，或者"我好了"；其次零句不能被否定，如"再见"，或"谢谢"此类小句不能被否定。例如（"P"指患者，"D"指医生，下文同理）：

（10）P：你好。

　　　D：你好。是咋啦？

　　　P：我是这儿疼。

　　　D：这儿疼吗？这儿，不疼吗？

　　　P：不疼

（11）D：好了，小伙子，你到一楼四楼都可以缴费，交完费以后到负一楼拍片子，三楼抽血。

例（10）和例（11）属于较为典型的零句，例（10）中加下标点的小句"你好"这一问候语属于典型的零句形式。例（11）中"好了"，根据埃金斯和斯奈德（2004）的判定标准，也属于零句。

另一类零句包括会话中的接续语，如"是"、"就是"，以及"不是"。此处的"是"和"不是"不是对疑问句的肯定或否定回答，仅用于表达在聆听听话人说话。依据韩礼德和麦迪逊（Halliday & Matthiessen，2004：154）对此类零句的界定，"是"和"不是"用于对疑问句进行回答时，此类词汇一般重读，且之后一般会对问句进行回答。而当

"是"和"不是"仅表示对听话人的支持，或表示在听说话人说话，则属于接续语，归为零句。如：

（12）D：那我还是可以开成免煎颗粒吧？

　　　 P：好的

　　　 D：还有配方颗粒，免煎颗粒，那你看开成哪种？

　　　 P：那就开成配方颗粒吧，我觉得好大一部分都还是取决于自己，你吃药是吃药，但你性格这样子，不可能周围的人都围着你转吧。

　　　 D：（笑声），就是。（笑声），你这个需要慢慢调整。你自己心里慢慢调节，这个能调节过来。

在例（12）中，当患者在表达完自己的观点后，医生使用"就是"这一接续语，表达对患者观点的支持，以及表达在聆听患者说话，此例中的"就是"不是对患者提出的问题的回答，属于零句的范畴。

除此之外，韩礼德和麦迪逊（Halliday & Matthiessen，2004：155）将会话中的反馈语（backchannelling）也归为零句，此类小句主要指"哦"、"嗯"等，表示正在聆听对方说话，如：

（13）P：没有时间呀

　　　 D：哦，那就在医院熬上，吃到六周左右的时间应该就好了。

在例（13）中，在患者表达完自己的观点时，医生使用零句"哦"，表明在聆听患者说话，且了解患者的状况。

除了对语气系统的小句类型进行标注，我们对语气系统中的其他因素也进行了标注，如附加语、语气词和主语，以揭示不同医生在语气系统中的具体差异。系统功能语言学中将语气系统中的附加语分为三类：环境附加语、语气附加语和连接附加语。依据韩礼德和麦克唐纳（Halliday & McDonald，2004）、埃金斯和斯莱德（Eggins & Slade，2004）、李深红（Li，2007）对附加语的分类，我们对三类附加语也进行了标注。汉语中的语气词在语气系统中起着重要的作用，在许多小句的末尾都有语气词来标识小句的语气类型，同时语气词还可以表达说话者的态度，对命题的评估，以及不同程度的强加性（Li，2007：145）。因此，我们对语气词也进行了统计分析。最后，我们对语气系统中包含患者的主语进行了标注。汉语也有主语，但与英语主语在语气结构中的作用相比，汉语的主语在语气结构中的作用要小（参照张德禄，2009：2）。尽管在汉语语气结构中，主语的作用较小，但主语的选择还是能体现出医生对待患者的态度，如德席尔瓦等（de Silva et al.，2015）指出，医生通过代词"我们"的使用可以建立更为和谐的，商讨式的会话语境。我们在本书中，仅考察医生所选择的涵盖患者的主语类型。如：

(14) P：大夫，我早晨空腹血糖还是8

　　　 D：空腹还是八点几哦。

　　　 P：8.0

　　　 D：行，那咱们再看餐后的。控制地还可以。

在例（14）中，医生在"那咱们再看餐后的"这一小句中选择了"咱们"作为主语，将患者也包括在内，拉近了与患者的距离。因此，在语篇标注时，我们仅关注此类小句主语选择的数量和使用频率，用以比较不同医生在此类小句主语选择中是否存在差异。

4.4.2 评价系统标注

人际意义的另一种体现方式是评价系统。评价系统由态度、介入和极差组成。本书仅关注医生介入资源使用的个体化差异。马丁和怀特（Martin & White，2005）对介入系统进行了全面的阐释和举例，为我们进行具体的语篇分析提供了有力的操作工具。但本书的语料为汉语，因此，我们需要在借鉴马丁和怀特对英语介入资源的分析的基础上，以本书的汉语医患会话语料为主，详细分析医生在介入资源使用上的个体化意义建构差异。除了对语料的详细分析之外，我们主要借鉴张冉冉（2015）在《介入意义在现代汉语词汇－语法层次上的体现方式研究》中所概括的汉语中体现介入意义的词汇语法形式，又通过对本书语料的详细分析之后，对该词汇语法表进行了修订和调整，以此作为研究医患会话介入资源的依据，本书所统计的介入资源的八大次类的词汇语法表如表4-2所示：

表4-2 汉语介入资源词汇语法表

否定 （Deny）	不大、不再、没有、没法、没、不、别、不是、不一样、不容易、不能、不用、不要、不可能、不一定、不应该、不准、用不着、好不了、不太、不很
对立 （Counter）	忽、突然、已经、才、终于、即使、还、还是、又、只、不过、都、也、至少、但、但是、然而、就是、虽然、倒、而、反而、果真、原来、实际、其实、实在、确实、实、本（来）、正好、刚好、最多、最少、我的意思是
认同 （Concur）	明显、当然、自然、确实、果真、到底、终于、究竟、又、也、像、还、还是、同样、何况、何必、本（来）、很明显、是的、和 / 像 / 如 / 同 / 与……一样、说过
断言 （Pronounce）	正、就（这样）、完全、根本、千万、其实、实际、实在、就是、实质上、提倡、说（过）、告诉、（我们）叫、最重要的是、最主要的是、关键是
引证 （Endorse）	表明、说明、规定
接纳 （Entertain）	会、能、该、要、必、总、可能、也许、可以、应该、一定、肯定、或者、容易、难、当然、偶尔、有时、经常、大多、几乎、大概、一般、算、用、得、需要、必须、愿意、怕、好像、最好、还是、要不、免得 "我觉得"类：估计、看、说、想、觉得、记得、觉着、以为、建议、感觉、如果、要是、……的话、有机会
宣称 （Acknowledge）	估计、告诉、说、看、叫、以为、看出、所谓（的）、据……、（按）照……、看到
疏离 （Distance）	听信、所谓（的）、说、以为

我们以上述汉语介入资源词汇－语法表为依据，对本书的语料进行了详细标注。具体的介入资源分类如以下示例所示：

（15）没达到我们的这个要求。把这个粘的去掉。小腿已经长上了，这儿没啥问题。压力刺激下这儿就长的不好。我给你说，把这几个去掉。（否认）

（16） 先处理一下，给点药。目前腰椎的曲度有点大，但是做核磁，
　　　 腰椎间盘好着，是风湿的一种，但具体是风湿的哪一种，
　　　 目前可能还搞不清楚，但大概方向就是这样。（对立）

（17） 当然不能一直躺着，躺着肉全都长身上了。再一个你肌肉
　　　 萎缩了，生完孩子体质也差得很。起来吧。（认同）

（18） 你吃的这些药本来就是消炎止痛的药，而且强直性脊椎炎
　　　 治疗里面本来就有止痛的药。明白吗？它就是有止疼的成
　　　 分。（断言）

（19） 行呢，因为胎心已经听见了。现在做B超也就只能看见孩
　　　 子存活不存活，胎心已经表明孩子存活了。（引证）

（20） 药吃上能缓解，但慢性炎症不太那么容易好。就是，你的
　　　 抵抗力下降，感冒呀都容易犯。（接纳）

（21） 肌腱损伤，老百姓说叫筋，我们就叫肌腱。（宣称）

（22） 这不可能,这都是假的,好几百块钱呢。他给你说是中风了？
　　　 （疏离）

　　如上述示例所示，我们在对介入资源进行标注时，主要依据上
述介入资源词汇语法资源表格为依据。在对语料进行详细的分析之
后，我们根据上述词汇语法资源，对相应的介入次范畴进行标注。
例（15）—（22）显示了介入资源八个次小类的词汇语法体现手段。
如例（15）中加点的词汇体现了否认意义；例（16）中加点的词汇语
法手段体现了对立意义；例（17）体现了认同意义；例（18）体现了
断言意义；例（19）体现了引证意义；例（20）体现了接纳意义；例
（21）体现了宣称意义；例（22）体现了疏离意义。需要说明的是，
在对语料进行标注时，某一词汇语法手段可能会体现不同的介入资源
次范畴，如例（20）和例（21）中，同一词汇"说"却在上下文语境
中表达不同的介入意义。我们需要对语料在详读和分析之后，根据评
价理论的判定依据确定其分类。介入资源共有八个次类，我们对八个
次类依次进行单独标注，如我们首先根据体现否认意义的词汇语法手

段对所有语料进行标注和统计，随后我们又在所有语料中对体现对立意义的词汇语法手段进行标注和统计，依次获得各类医生所使用的介入资源总体数据。

4.5 语料统计

在对语料进行了转写和标注之后，我们对语料进行了统计。本节包括对医患会话语料库大小的统计，以及数据分析时所采用的统计方法。

4.5.1 语料库容量描述

在对所有语料进行转写和标注之后，为了尽量使每位医生的医患总字数较为均衡，每位医生的医患总字数保持在4900-5600字左右，最终我们共收集到104,825字的医患会话语料，其中医生所占字数总计为72,347字。具体医患会话语料分布如表4-3所示：

表 4-3　　　　　　　　　　医患会话总览表

医生代称	医患会话字数		医生所占字数	
	小计（字）	每位医生字数	小计（字）	每位医生所占字数
经验型男一		5079		4156
经验型男二		5551		3655
经验型男三	25,552	4927	17,465	3526
经验型男四		5029		3112
经验型男五		4966		3016
新手型男一		5356		3481
新手型男二		5028		3137
新手型男三	26,519	5060	17,292	3795
新手型男四		5524		3551
新手型男五		5551		3328
经验型女一		5557		4017
经验型女二		5261		3948
经验型女三	26,691	5390	18,832	3121
经验型女四		5326		4152
经验型女五		5157		3594

新手型女一	26,063	5590	18,758	4175
新手型女二		4967		3632
新手型女三		4953		3619
新手型女四		5207		3427
新手型女五		5367		3905

4.5.2 语料统计方法

在对语料进行了标注，获得了总体数据之后，我们需采用相应的统计方法来分析数据。本书的统计方法主要包括以下四种：

● 标准化频率

首先，我们统计出男女医生医患会话的总字数，以及医生在医患会话中所占的总字数。以医生总字数为语料分析的总体数据，再根据相应的研究内容分别统计出具体的数量，如在统计小句类型时，我们首先根据分类统计出每类小句的数量，以及占小句类型总数的百分比[①]，或在评价系统中，统计出每类评价资源所出现的频次，以及占所有评价资源频次的百分比。然而，百分比主要用于说明该类数据在男女医生内部所占的具体比例，但由于男女医生在医患会话中所占的总字数存在差异，所以为了更为准确地分析两类医生所使用的小句类型差异，我们将男女医生的小句数量等数据进行了标准化处理，使用标准化频率进行更为客观的对比分析。标准化频率是指在两个语料库容量不同时，为了更准确的进行对比，我们可以将男女医生所使用的小句数量归到一个共同的基数一百（或一千、一万、一百万等）之上，即每一百（或一千、一万、一百万等）字中出现的频率或小句数量（参照张会平，2013）。在计算出男女医生小句类型等的标准化频率后，

[①] 百分比数据主要用于表明各类小句在男女医生内部小句总量中所占比重，但由于男女医生在诊疗话语的语料大小不同，仅通过百分比对比男女两类医生小句数量使用差异具有一定局限性，因此我们将男女医生小句数量的标准化频率作为进行对比分析的数据，即男女医生诊疗话语中每万字出现的小句数量频次作为均值化数据，来比较男女医生在各类小句使用中的差异。

再利用标准化频率的数据进行卡方检验。如在男医生的诊疗话语中，陈述句为 2091 句，男医生的诊疗话语总字数为 34757 字，我们将男医生所使用的 2091 句陈述句除以医生总字数 34757，再乘以 10000，最终得出男医生每一万字所出现的陈述小句数量 602，就是男医生所使用的陈述句标准化频率。具体标准化频率计算公式如下：

$$2091 \div 34757 \times 10000 = 602（句 /10000 字）$$

● 卡方检验

　　跨库差异显著性最常见的检验方法是卡方检验。我们利用不同变量医生的标准化频率为原始数据，依据 SPSS 卡方检验方法，对数据加权处理之后，进行卡方检验，用以对比不同变量医生之间人际意义建构的具体差异性。

● 标准化残差值

　　在得到卡方检验的数据之后，为了更为清晰地了解两类医生在具体次类中的差异性，我们对残差进行了调整，得到标准化残差值（AR），用以清晰地看出不同变量的医生在哪组数据中存在显著差异，哪组不存在显著差异（参照吴明隆，2010）。例如，在计算出男女医生语气词使用的标准化频率之后，我们通过卡方检验发现 $p<.05$，男女医生在语气词的总体差异中存在显著差异，而标准化残差值则可以具体显示在不同量值语气词中男女医生的使用差异，如表 4-4 所示：

表 4-4　　　　　　　　男女医生语气词调整残差数据表

性别			语气词			合计
			高量值	中量值	低量值	
	男医生	计数	15	63	33	111
		调整残差	2.1	1.2	−2.5	
	女医生	计数	9	75	69	153
		调整残差	−2.1	−1.2	2.5	
合计		计数	24	138	102	264

根据调整残差检验方法，当两组数据之间的标准化残差绝对值大于 1.96 时，两组之间的数据存在显著性差异。卡方检验之后发现男女医生在语气词的使用中存在显著差异，而在此基础上的调整残差数据表则更为清晰地显示出男女医生在语气词内部使用中的具体差异，从表 4-4 可以看出，男女医生语气词的使用差异主要体现在高量值和低量值的语气词，而在中量值的语气词使用中不存在显著差异。

● 单因素方差分析

方差分析用于对比两个样本均值差别的显著性检验。我们在统计不同变量医生用以体现概念意义的专业术语，或对比两组数据之间均值的差异性时，使用了单因素方差分析。如在对 20 名医生根据性别和工作经验分类之后，分析男女医生专业术语使用差异时，将 20 名医生的专业术语具体使用频次输入 SPSS 中，通过正态分布检验之后，进行单因素方差分析，用于比较男女医生专业术语使用平均值之间的差异性。

4.6 语料分析步骤

根据研究内容，语料分析主要包括医生人际意义个体化建构的分析，包括对语气系统和评价系统的分析，以及利用人际意义个体化建构的具体差异和体现概念意义的专业术语使用频率差异，分析医生个体化身份的建构。

首先，在语气系统中，我们主要分析不同变量的医生在语气类型、附加语、语气词，以及包含患者的主语。在对语料进行相应的标注和统计之后，具体分析不同变量的医生在语气类型、附加语、语气词，以及主语使用中的个体化差异，以便更为全面地了解不同变量的医生在语气系统中个体化意义的选择及差异。

第二，在分析了医生语气系统中个体化意义的建构之后，我们对医生评价资源，主要是介入资源的使用进行了分析。根据评价系统标注中所列的介入资源词汇语法表，以及上节的统计方法，我们对不同医生的介入资源使用频次，标准化频率等进行了对比分析，以便阐释医生在评价系统中意义建构时的个体化差异。

　　第三，在对医生语气系统和评价系统的个体化意义建构过程分析之后，我们将以医生的人际意义个体化意义建构的差异为依据，进一步分析医生的个体化身份建构过程。我们将以第三章分析框架中有关身份建构的分析框架为依据，根据医生的人际意义和概念意义建构特征，对医生的身份特征进行描述，并探讨不同变量的医生在医生亚文化群体中所处的不同位置。在此小节中，为了进一步了解医生概念意义建构的差异，我们将以医生在医患会话中所使用的专业术语为例来说明医生概念意义建构的差异。因此，我们将对 20 名医生在医患会话中所使用的专业术语进行相应的统计分析，以便较为全面地了解医生人际意义和概念意义的个体化建构特征。

4.7 小结

　　以上详细描述了本书的研究方法，包括研究问题、研究对象选择、语料收集及转写、语料标注、语料统计和语料分析步骤。整个研究过程如图 4-2 所示：

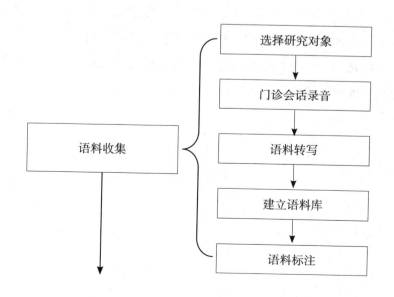

医患会话中医生诊疗话语的个体化意义建构研究

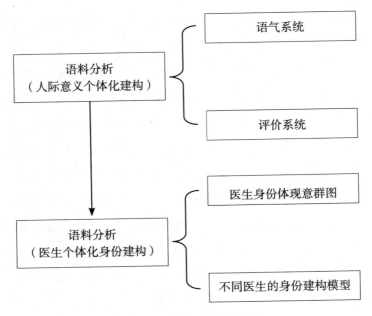

图 4-2　研究过程流程图

　　如图 4-2 所示，根据研究问题和研究内容，研究过程主要包括语料收集和语料分析。语料收集包括研究对象的选择、医生门诊会话录音、语料转写、建立语料库和语料标注。在获得数据之后，我们对语料进行了分析。语料分析主要包括医生人际意义建构和医生个体化身份建构。医生人际意义建构又包括对语气系统和评价系统的分析；对医生个体化身份建构的分析包括医生身份体现的意群图和医生个体化身份建构模型的建立。

第5章 医生人际意义个体化
建构的语气资源

　　语言除具有表达说话者的亲身经历和内心活动的功能外，还具有表达说话者的身份、地位、态度、动机和他对事物的推断、判断和评价等功能，语言的这一功能称作"人际功能"（Halliday，1994；胡壮麟等，2008：115）。人际功能是语言的参与功能，说话者通过这一功能表达他的态度，判断等，同时人际功能也与情景有关的交际角色相关。韩礼德认为言语角色的基本任务只有两个：给予和求取。交际中的交换物不外乎为"物品和服务"与"信息"。交际角色和交换物构成最主要的言语功能：提供、命令、陈述和提问。根据这些言语功能，英语小句包括四种语气：陈述、疑问、祈使和感叹，由四种句式来体现：陈述句、疑问句、祈使句和感叹句。语气作为语法范畴，它最终是通过句法层面的句法手段来实现的。语气包括两部分：主语和限定成分，限定成分指表达时态或情态的助动词，剩余部分包括补语、谓语动词和附加语。

　　从言语功能的角度，汉语也同样有这四种语气和句式，但汉语由于没有英语动词的限定成分，其语气主要通过语气词、某些重复结构和附加否定成分来表示（胡壮麟等，2008：157）。汉语的语气不是以主语的有效性为特点的，而是由谓语动词、谓语动词的极性、整个命题，以及对它们的评价的中介程度的有效性为特点的（张德禄，2009：1）。

　　语气系统使小句具有对话性，从而使交际参与者之间的互动和意义磋商成为可能。语气在语篇的建构中发挥着积极的作用。它使小句具有对话性，并使小句成为交际参与者互动行为的基本单位。在语篇的层面上，语气可以将交际参与者之间的互动向前推进（苗兴伟，2004：8）。语气是人际意义的体现，语气的选择在建构权势关系、社会角色及身份方面起着重要的作用（唐青叶和李东阳，2007：69），同时语气在建构人际意义和身份体现之间存在紧密关系（Benwell & Stokoe，2006：112）。例如语气中句式的选择表明谁拥有权力，可利用祈使语气发出命令，表明说话人的态度，暗示身份特征等。

本章语气系统指的是用于体现人际意义的语法资源，主要包括语气类型、附加语、语气词、主语选择以及非一致式的语气隐喻。以下我们将对医生人际意义个体化建构的语气资源进行深入地分析。

5.1 语气系统数据统计

在对语气类型、主语、附加语和语气词进行标注和统计之后，我们得到了 20 名医生的语气系统总数据，如表 5-1 所示：

表 5-1　　　　　　　　医生语气系统选择一览表

类别	经验型男一	经验型男二	经验型男三	经验型男四	经验型男五	新手型男一	新手型男二	新手型男三	新手型男四	新手型男五
医患会话总数	5079	5551	4927	5029	4966	5356	5028	5060	5524	5551
医生总字数	4156	3655	3526	3112	3016	3481	3137	3795	3551	3328
医患总句数	648	667	494	520	533	678	552	473	564	596
医生总句数	519	443	338	331	322	424	338	311	326	331
陈述句	341	204	178	187	155	229	207	208	195	187
疑问句小计	56	72	75	54	61	96	76	68	84	93
特指问句	19	28	38	11	19	32	24	16	25	26
陈述式疑问	3	6	0	5	12	10	2	5	1	18
是非一般问	15	20	14	21	19	34	35	25	35	26
是非反复问	16	17	19	15	9	13	14	22	21	23
是非选择问	3	1	4	2	2	7	1	0	2	0
祈使句小计	103	157	82	83	100	81	44	29	33	37
一般祈使句	68	93	55	63	52	42	24	8	11	16
完整祈使句	35	64	27	20	48	39	20	21	22	21
零句	19	10	3	7	6	18	11	6	14	14

续表

类别	经验型男一	经验型男二	经验型男三	经验型男四	经验型男五	新手型男一	新手型男二	新手型男三	新手型男四	新手型男五
附加语小计	177	128	41	63	113	139	109	79	136	95
环境附加语	89	59	13	19	40	89	34	19	33	24
人际附加语（呼语）	44	43(1)	15(3)	20	32	16(2)	20	16(1)	25	21
连接附加语	44	26	13	24	41	34	55	44	78	50
打断患者	3	3	0	0	3	0	1	0	0	0
被患者打断	0	0	0	0	0	5	6	1	3	1
主语（包含患者）	0	0	1	0	1	1	0	1	0	0

续表 5-1　　　　　　　医生语气系统选择一览表

类别	经验型女一	经验型女二	经验型女三	经验型女四	经验型女五	新手型女一	新手型女二	新手型女三	新手型女四	新手型女五
医患会话总数	5557	5261	5390	5326	5157	5590	4967	4953	5367	5367
医生总字数	4017	3948	3121	4152	3594	4175	3932	3619	3905	3905
医患总句数	588	617	598	622	559	536	566	545	594	615
医生总句数	415	430	321	467	357	344	377	374	335	410
陈述句	323	243	197	336	231	256	282	257	194	273
疑问句小计	62	108	89	67	103	53	61	70	119	84
特指问句	20	35	32	30	40	11	23	14	20	20
陈述式疑问	5	3	4	5	7	7	1	4	4	2
是非一般问	15	39	45	30	29	21	25	38	68	51
是非反复问	18	19	6	1	25	9	12	12	25	11
是非选择问	4	12	2	1	2	5	0	2	2	0
祈使句小计	20	63	25	57	17	13	6	22	16	43
一般祈使句	8	12	6	28	15	2	2	3	9	21
完整祈使句	12	51	19	29	2	11	4	19	7	22
零句（笑声）	10	16	10	7	6	22	28(10)	25(8)	6	10
附加语小计	228	232	213	209	214	215	209	209	215	233
环境附加语	65	61	53	55	46	50	45	45	55	59
人际附加语（呼语）	57	78(4)	59(2)	55(2)	76	59(1)	67(7)	61(5)	70	65(2)
连接附加语	106	93	101	99	92	108	98	106	84	109
打断患者	1	1	0	5	3	0	0	0	0	0
被患者打断	9	2	3	0	0	10	2	0	1	2
主语（包含患者）	0	0	0	7	0	7	28	6	1	5

从表5-1可以看出20名医生在语气系统的各项使用数据。由于语气词具有高中低量值的差异，我们将对语气词进行单独统计和分析，详见5.2.3。

5.2 性别差异与语气资源的选择

本书主要包括两个独立变量：性别和工作经验。本节主要考察因性别差异造成的医生语气系统中的具体语言使用差异。本书的医生数量为20名，在对性别差异进行分析时，男女医生各10名，其中10名男医生由5名经验型男医生和5名新手型男医生组成；10名女医生由5名经验型女医生和5名新手型女医生组成。语气系统性别个体化差异细目表如表5-1所示。为了便于统计，我们将所有研究对象的数据根据性别变量，将10名男医生和10名女医生的数据进行整体统计，如表5-2所示：

表5-2 　　　　　　　　**语气系统性别个体化差异总计表**

语气系统分类	男医生			女医生		
	数量	所占比例（%）	标准化频率（频次/10000字）	数量	所占比例（%）	标准化频率（频次/10000字）
医患会话总字数	52,071	100		52,754	100	
医生所占总字数	34,757	66.75		37,590	71.26	
医患会话总句数	5723	100		5840	100	
医生所占总句数	3683	64.35		3830	65.58	
陈述句总数	2091	56.77	602	2592	67.68	690
疑问句总数	735	19.96	211	816	21.30	217
特指问句	238	6.46	69	245	6.4	65
陈述式疑问	62	1.68	18	42	1.1	11
是非问（一般问）	244	6.63	70	361	9.4	96
是非问（反复问）	169	4.59	49	138	3.6	37
是非问（选择问）	22	0.6	6	30	7.83	8

续表

语气系统分类	男医生			女医生		
	数量	所占比例（%）	标准化频率（频次/10000字）	数量	所占比例（%）	标准化频率（频次/10000字）
祈使句总数	749	20.34	216	282	7.4	75
一般祈使句	432	11.72	125	106	2.77	28
带附加语祈使句	317	8.61	91	176	4.6	47
零句	108	2.93	31	140（18）	3.66	37
附加语总数	1080	100	311	2177	100	579
环境附加语	419	38.8	121	534	24.53	142
人际附加语（呼语）	252（7）	23.33	73	647（23）	29.72	172
连接附加语	409	37.87	118	996	45.75	265
打断患者	10			10		
被患者打断	16			29		
包含患者的主语	4			54		

依据表 5-2，20 名医生的医患会话的总字数为 104,825 字，医生所占字数总计为 72,347 字。其中男医生医患会话总字数为 52,071 字，男医生总字数为 34,757 字，占 66.75%；女医生医患会话总字数为 52,745 字，女医生总字数为 37,590 字，占 71.26%。从总体来看，男女医生在医患会话中占据主导位置，符合机构会话的会话特征，即医患会话主要以医生告知患者病情和治疗方案为主。而从男女医生在医患会话中所占的字数比例来看，女医生所占比例比男医生高 4.5%，这是因为女医生在语气类型的使用中，使用更多的陈述句，通过较为详细的阐释向患者传递信息。具体差异我们将在以下进行详细阐述。

5.2.1 性别差异与语气类型

从表 5-2 可以看出，20 名医生的医患总句数为 11,563 句，医生总句数为 7513，其中男医生为 3683 句，占其医患会话的 64.35%，女医生为 3830 句，占其医患会话的 65.58%。这一数据也符合上述医患会话总字数的统计结果，女医生所说总句数相比而言要稍高于男医生。

从语气类型的具体使用来看，男医生和女医生在语气类型的选择存在差异。男女医生语气类型的标准化频率数据如图 5-1 所示：

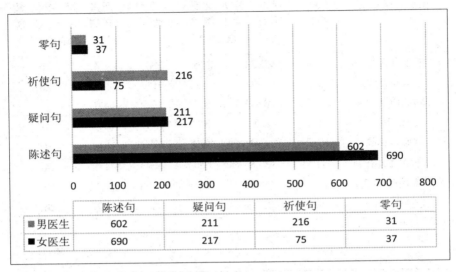

	陈述句	疑问句	祈使句	零句
■男医生	602	211	216	31
■女医生	690	217	75	37

图 5-1 男女医生语气类型标准化频率对比图（句/10000 字）

（卡方检验后 p=0.000，p<0.05，男医生和女医生在语气类型的选择上存在显著差异。）

从图 5-1 以及卡方检验的结果可以看出，男医生和女医生在语气类型的选择上存在显著差异。男医生在语气类型的选择中，除了使用大量的陈述句以外，还使用了较多的祈使句，占小句总量的 20.34%，标准化频率为 216[①]；而女医生祈使句的使用比例仅为 7.4%，标准化频率为 75，比男医生的使用比例和频次少很多。在疑问句的使用上，性别差异不是很大。为了更为清晰地了解语气类型的性别差异，我们对男女医生的语气类型选择在卡方检验的基础之上，对残差进行了调整，用以更为清晰地展示各个语气类型在性别上是否存在显著差异，以及差异的大小。如表 5-3 所示：

---

① 此处216指216句/10000字，为了简洁，文中仅列出标准化频率的数值，省略单位，下文同理。

表 5-3　　　　　　　　男女医生小句类型调整残差数据表

			小句类型				合计
			陈述句	疑问句	祈使句	零句	
性别	男医生	计数	602	211	216	31	1060
		调整残差	−5.1	−.8	8.6	−.9	
	女医生	计数	690	217	75	37	1019
		调整残差	5.1	.8	−8.6	.9	
合计		计数	1292	428	291	68	2079

根据调整残差的统计方法，当标准化残差绝对值大于 1.96 时，表明两组间的数据存在显著差异。在四种类型的小句中，陈述句和祈使句在性别上存在显著差异，其中祈使句的差异最为显著，调整残差绝对值为 8.6，其次为陈述句的差异，调整残差绝对值为 5.1，而男女医生在疑问句和零句的使用上不存在显著差异。

从四类小句的比例来看，男女医生在四种类型的小句中，都使用了最大比例的陈述句，用以向患者提供信息，或表达态度（参照 Eggins & Slade，2004：85）。较大比例陈述句的使用也符合机构会话的特点，即在医患会话中，医生处于主导地位，需要向患者提供更多的信息，或表明医生的态度。尽管男女医生都是用了最大比例的陈述句，但从卡方检验的结果来看，男女医生在陈述句的使用上依然存在显著差异。女医生使用了更大比例和更高频次的陈述句，向患者详细解释病情或治疗方案，向患者提供更多的信息，其强加性不及祈使句。相比之下，男医生则使用了较大比例的祈使句，体现其权威性，这表明男医生更注重从自身出发，告知患者应做的事情，显示医生的权威。

除了从小句数量上陈述小句在性别上存在显著差异，男女医生在陈述句的内容表达上也存在差异。通过对语料的详细分析，我们发现女医生更易使用口语化的表达方式使患者理解病情，女医生在医患会话中使用了 18 频次的类比或口语化的陈述小句，而男医生共使用了 4

次。例如女医生在使用陈述句向患者解释病情时，会使用日常用语式
的、浅显易懂的话语，以便使患者更易理解。如：

(1) D：像你这种我们就还是建议去掉吧。但是取的话相同的 =

   P：= 做手术有什么风险吗？

   D：对，对，这个问题也是我们要考虑的。也是术前要给你
      透露交代的昂，也是会有这个风险：：对，因为它就
      像一块土地一样，肥沃的土地，它长得当然快了，你说
      贫瘠的土地长，它当然长得慢了。你这块全是瘢痕，所
      以血液循环不好昂。（XNV1）

(2) P：那就打封闭针吗？

   D：没有，这个针是一次性注射治疗的，打上就能好。如果
      能治愈就一次性治愈了，：：但是有复发的几率，就像
      感冒一样，你这个月感冒好了，就不代表你下个月不感
      冒，你要是不注意还是会感冒，如果反复感冒就很难根
      除了，因为那个渗出物就会在局部沉积下来，就跟烧水
      的水壶一样，底下的水垢会越来越多。

   P：那最后怎么办？

   D：那作为壶来说就可以扔掉了，但人不行。就不能让它反
      复发作呀，所以就不能这样子呀。你说正常人一个月感
      冒一次，那也受不了呀。（JNV1）

(3) D：你拍过片子吗？

   P：拍过的，（给大夫片子）

   D：（看片子）哦，你看，为啥你腰疼哦，你知道不？你这
      腰有退行性改变。啥叫退行性变？就是咱们的骨头老化
      了，随着咱们的年龄增长，外表的老化是一方面，咱们
      的器官呀，组织呀都跟着它老化。不过总体来说还可以。
      （XNV2）

从以上示例可以看出，女医生在与患者对话时所使用的陈述句中，

会利用日常生活中所常见的事物进行类比，以帮助患者更好地了解病情，如例（1）和例（2）中所使用的类比"土地"和"水壶"等。或者女医生会对疾病进行口语化的解释，如例（3）中对"退行性变"疾病的解释。这表明女医生不仅使用了更大比例的陈述句向患者提供信息，解释病情，而且利用类比或详述的方式使患者更易理解病情。

除了在陈述句中使用类比，女医生在面对患者表现出的紧张，或焦虑情绪时，会通过以患者为中心的陈述句、或开玩笑的陈述小句，来减轻患者的紧张情绪，如：

（4）P：但是这咳嗽：：：

D：没事的，呵呵。咳嗽没事的，咳嗽实质上是一种保护。中药喝上就行了，没关系的。你现在这个也快了，多吸氧有好处。在你们附近的医院吸吸氧，过上几天再来，过三天看看咳嗽的有没有好一些。到时候也该快住院生产了。

P：就是，现在挺紧张的。

D：紧张啥呀。呵呵呵，这是好事呀，终于盼来了，应该高兴，就这么一点咳嗽，肺听着也好着，放心吧。（XNV3）

（5）D：咱们先控制着看。好吧？哦？今天我全天候看一下，先控制着看？哦，要看晚上的低血糖呀。今天要是还是不好的话，明天再加一次药。

P：那就还是吃的药吧

D：到时候再看，尽量用一种不让你难受的，也能把血糖控制下来的，好吧？

P：哦（XNV2）

（6）D：我看一下，哦，就是有些肿，可能肾炎又复发了。现在这样，咱们得先做一些检查，看看腹腔有没有积水，再抽个血，看看情况，要是复发了，咱们得先消炎，好不好？

P：好的，大夫。

D：好，我把单子给你开好了，这个情况不用太担心，肿得不厉害，因为问题不是很大，放心吧。等结果出来了，你再来找我，到时候咱们再看具体的情况对症治疗，好吧？

P：好的，太谢谢大夫了。（XNV2）

（7）P：＝早餐我现在就是吃上一个白饼，一个燕麦片呗。

D：对，记得回家吃粗粮。粗粮，白米呀，白面呀，每顿不能超过二两，定量，水果的话你就基本上绝掉缘了。呵呵

P：呵呵（XNV2）

例（4）—例（6）中女医生使用的陈述小句主要以患者为中心，照顾了患者的负面情绪，通过此类小句的解释，缓解了患者的心理负担。如例（7）中，女医生使用了开玩笑的方式向患者解释由于肾炎不能吃水果的建议，通过陈述小句"水果的话你就基本上绝掉缘了"，创设出轻松的会话氛围，缓解了患者的情绪。

除此之外，女医生也会使用关于闲聊的陈述句，用以拉近与患者的距离（参见 Cordella，2004）。如：

（8）D：月份大了腰疼也正常的。你这个最好做个治疗，蛋白高着的，鸡蛋最好少吃。

P：我老公每天都给我煮个鸡蛋吃，必须让我吃。呵呵

D：呵呵，你老公还挺好的。天天给你做饭吃。多幸福呀。不过蛋白太高了，还是最好少吃一些。鸡蛋还是最好停了。最好做个治疗，因为你现在月份也比较大了，蛋白也这么高，好吧？

P：好的（XNV4）

例（8）中女医生在与患者的会话中，探讨与患者日常生活相关的闲聊话题，通过陈述小句的使用，医生与患者闲聊有关患者"老公"的话题，创设出轻松的会话语境。

从以上女医生所使用的陈述小句的策略能够看出，女医生不仅通过更大比例的陈述句向患者更为清晰地解释病情，而非像男医生一样

通过更多的祈使句告知患者所做之事，女医生还通过类比、开玩笑，以患者为中心的陈述句建构更为和谐的会话氛围，拉近与患者的距离。

其次，男女医生在祈使句的使用上存在显著差异，标准化残差值为8.6，男医生的祈使句使用比例和频次远远高于女医生。祈使句在话语中的功能通常是向听话人发布指令，如让听话人做某事。祈使句通常将说话人定位为拥有高于听话人权利的地位，因为只有处于更有权利的位置才能发布命令（Eggins & Slade，2004：88）。男医生使用大比例的祈使句，向患者提出建议或命令，强调作为医生的权威性，以及所拥有的权利，对患者的参与度关注不多。如：

(9)　D：先给你给吃的药，适当活动，不准睡软床，带垫子的，弹簧床了都不行，你就木板床，把褥子铺好就可以了。不穿高跟鞋。

　　　P：哦，不能穿高跟鞋。（JN1）

(10) P：我们一个朋友给我了一些藏药，我也没敢吃，你看可以吃吗？

　　　D：别吃了，我给你开个吃的药，再贴点药。少活动，不让活动，这两个星期过了再活动。

　　　P：不让活动？

　　　D：不能活动，好了，药开上了。取药去。（JN1）

(11) D：现在好了，看着还行。回家就这么炼去。你先这么着，你看。先把中药开着，你还没开。吃的药还有吗？

　　　P：有。

　　　D：先把中药开着，回去洗着炼去。千万不敢再摔跤。再一摔马上断。这一包药你就洗上两天。再就是要好好炼着，练好了可以揉面。要不然做饭有影响。再有半个月就练好了。你们到下面二楼取药去。（JN4）

(12) P：那我现在这个情况，要注意什么？

　　　D：你不要喝酒，不要吃太油腻的东西，每天晚上不要熬夜，

不要干太劳累的活儿。（XN3）

通过例（9）—（12）可以看出，男医生在向患者解释治疗方案时，使用了较多的祈使句，强调作为医生的权威性，告知患者需要或必须服从的医嘱。而相比之下，女医生使用了更多的陈述句向患者详细交代治疗方案，特别是女医生使用了较多的非一致式的祈使语气，通过陈述句或疑问句的形式来表达祈使语气的功能，即女医生使用了较多的语气隐喻。

语气隐喻①主要是指多种言语功能的相互转换。在语言的使用中，言语功能与语气之间绝不是简单的一一对应的关系，一种语气可以体现多种言语功能，一种言语功能也可以由几种不同的语气来体现。这实质上涉及到了一种语法域向另一种语法域的转移，即从一个语气域向另一个语气域的转移。我们把这种从一个语气域向另一个语气域的转移，称为语气隐喻（魏在江，2003：47）。通过对语料的详细分析之后，我们发现女医生在语气隐喻的使用上，主要体现在女医生多使用非一致式的陈述句来代替一致式的祈使句，"如果……，就……"或"要是……，你就会……"，而男医生则较多使用一致式的祈使句。其次，语气隐喻也体现在医生对语气词的选择，如："你知道这种药吗？"和"你知道这种药吧？"，前者表示的是一个命题，而后者虽然是个疑问句，但其主要功能是为了向听话者予以求证，希望得到肯定的回答。因此，第二个小句被视为语气隐喻（参见魏在江，2003：46）。

在对语料进行分析时，我们对20名医生的语气隐喻也进行了标注，发现男医生共使用了39频次的语气隐喻，标准化频率为11频次，而女医生的语气隐喻使用频次为113频次，标准化频率为30频次。从使用频率来看，女医生使用了更多的语气隐喻。女医生通过使用非一

---

① 语气隐喻属于人际隐喻。人际隐喻包括语气隐喻和情态隐喻。鉴于评价系统中对情态及情态隐喻的详细论述，我们将在第六章医生个体化意义建构的评价资源中加以分析。此处我们仅强调女医生使用的非一致式的祈使语气，即语气隐喻的用法，用以说明女医生句式选择的特点。

致式的陈述句表达祈使语气，可以降低祈使语气暗含的强硬程度，考虑患者的可接受程度。如：

(13) P: 我从来没有这样子过，这是第一次

　　　D: 所以我就建议你先打封闭针。你试试看。嗯：：但我给你说清楚，不一定能好，因为一旦狭窄，就说明管道已经堵塞的比较重了。在这种情况下有可能能好，如果好不了，再做手术。因为你这是第一次，所以先打封闭，直接让你做手术，你可能也接受不了，但这个手术十分钟就结束了。（JNV1）

(14) D: 心电图的这个，虽然有室早和房早，但是数量不多，意义不大。那个就说，如果咱们说有一万个，咱们就处理一下，但是现在只有几十个，呵呵。咱们就先观察，好吧。

　　　P: 好的（XNV2）

(15) D: 你看，我给你讲一下，因为我觉得你条件还是挺好的。我建议你吃络活喜，络活喜要比伴心通好。为啥络活喜要比伴心通好？因为伴心通是通过做成台进行控制的，你听懂了吧？因为血压计你是没有办法背的。你没办法减量。

　　　P: 对对对

　　　D: 但是通心络，不是，络欣通，不是，呵呵。络活喜它叫苯磺酸氨氯地平片，它是真正的长效降压药。其实如果条件好的话，我们建议你吃真正的长效降压药。如果你吃一片，血压特别低，你可以吃四分之三片，或者二分之一片。夏天吃少一些，冬天吃多一些。这样就你特别好。我建议你换苯磺酸氨氯地平，今天就可以换，其实。（JVN5）

(16) P: 早晨是动的时候，这会它不动了，这个点它就不动了。

D：这个看着没动呀，这个也没动。你看，我给你说哦，因为你这个已经三十九周了，咱们要复查，如果复查得好，咱们就继续，如果复查的不好的话，咱们就住院。（XNV4）

例（13）—（16）中，女医生使用了"如果……，就……"这样的陈述句句式，通过使用这种小句复合体形式的陈述句，在对患者给出治疗方案时，考虑到了患者的接受程度，对患者的强加程度较弱。如例（15）中，女医生在对患者用药给出方案时，未直接使用祈使语气，如"去吃长效降压药"这样的祈使小句，而是使用了非一致式的复合小句体形式的陈述小句，对用药的方案给予了充分的解释，考虑到了患者的理解和接受程度，强加语气较弱。再如：

（17）P：检查一下放心些。

D：噢，都快半年了呀。你要是六月份的话不就快半年了。

P：不是，七月份，三个月吧。

D：三个月，反正9月份你的内膜是7，当时给你给点药，应该就好了。你又再没来。你要是不想检查的话，我就给你先吃点药看看。（JNV3）

（18）D：你想吃冲着喝的吗？

P：哦

D：熬的药效果好一些，你要是有时间，就自己熬吧。（XNV4）

（19）D：睡眠不好血压很容易增高，两个礼拜再过来。

P：我回老家呢。

D：再不过来了是吧，那就去当地的医院再接着检查，要是不回去的话，就两个礼拜以后再来。把钙补上哦。（JNV2）

例（17）—（19）中，女医生使用了"要是……，就……"这样的陈述句句式。如例（17）中，女医生未直接使用"去吃点药"或"做检查"等一致式，而使用了"你要是不想检查的话，我就给你先吃点

110

药看看"。非一致式的陈述句的使用表明了女医生从患者的角度出发，关注患者的接受程度，降低了强加性的语气。再如：

（20）D：经常这样吗？

P：就是

D：那咋办，要不查个内分泌？

P：内分泌是不是只有例假的时候才能查？

D：不同的时期有不同的值，那抽个血。

P：好的，这样要不了孩子，结婚以后咋办？　（JNV3）

例（20）中，女医生使用了"要不查个内分泌"这样的疑问小句，而非直接使用祈使句"去查个内分泌"，考虑到了患者的接受程度。女医生通过使用非一致式的陈述句来代替一致式的祈使句，降低了语气的强硬程度，通过更为详尽的解释向患者传递更多的信息，关注患者的接受和理解程度。

5.2.2 性别差异与附加语

附加语通常由副词词组和介词短语来实现。附加语一般分为三类，环境附加语、人际附加语和连接附加语（参照 Halliday，2004；胡壮麟等，2008）。环境附加语也称为经验附加语，指小句发生的时间、地点、原因、方式等；人际附加语也指情态附加语，根据语义的不同，情态附加语又分为两类：语气附加语和评论附加语。语气附加语包括概率、频率、确信、强度、强调等语义内容，评论附加语只出现在直陈语气以内，表达讲话者对整个命题，或者对言语功能的态度（胡壮麟等，2008：134）。连接附加语是指将小句进行衔接的副词、介词短语或连词。从表 5-2 可以看出，男女医生在附加语的使用上也存在差异，男医生使用了 1080 频次的附加语，标准化频率为 311 频次，而女医生使用了 2177 频次的附加语，标准化频率为 579 频次。从频次来看，女医生使用了更多的附加语，特别是语气附加语和连接附加语，说明女医生更加注重调节自己对命题的态度，以及更加关注话语的衔接。男女医生附加语的标准化频率及调整残差数据如图 5-2 和表 5-4 所示。

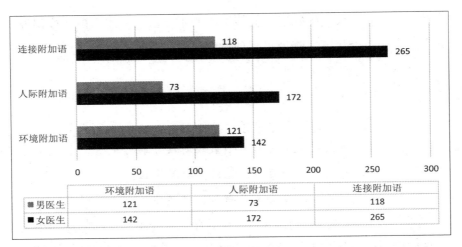

图 5-2 男女医生附加语标准化频率对比图（频次 /10000 字）

（卡方检验后 p=0.000，p<0.05，男女医生在附加语的选择上存在显著差异。）

表 5-4　　　　　　　　　　男女医生附加语调整残差数据表

			附加语			合计
			环境	人际	连接	
性别	男医生	计数	121	73	118	312
		调整残差	4.5	−2.0	−2.3	
	女医生	计数	142	172	265	579
		调整残差	−4.5	2.0	2.3	
合计		计数	263	245	383	891

根据卡方检验，男女医生在附加语的选择上存在显著差异，对男女医生三类附加语的残差调整可以看出，男女医生在三类附加语的使用中均存在显著差异。标准化残差绝对值都大于 1.96。男医生使用了更多的环境附加语，更加注重向患者交待清楚命题发生的时间、地点、方式等，而女医生使用了更多的人际附加语和连接附加语，更加注重表达自己的立场和态度，以及注重话语之间的衔接性。

连接附加语的功能是为了建构会话的连贯性和持续性。与男医生相比，女医生使用了更高比例和频次的连接附加语，说明女医生更加注重会话的连贯性和持续性，更加关照患者对其话语的理解程度。这也与女性话语的特点紧密相关。根据有关女性话语的研究发现（如Zimmerman & West，1975；Eakins & Eakins，1978；Edelsky，1981；Coates，1986；Tannen，1990），女性更加注重话语之间的衔接，如倾向于明确提及前面别人已经说过的，并尽量将自己要说的与之相联系，或通过衔接词较为注意交谈的连贯与顺畅。如：

（21）P：大夫，你看我还做不做什么检查了？

D：我给你说噢，你看哦。第一，你已经吃过饭了，不能抽血了，也不到十五周。血型你知道吧。第二呢，你先去建卡，第三呢你去做营养分析，第四个呢，你就去问一下四维B超能不能预约上，如果能预约上，我就给你开上，好吧。你先去问一下哦。（JNV2）

（22）P：要取的话可以吧？

D：取的话可以取，但是，就是任何手术都是有风险的，同样的，我取个别人的风险相对来说小一点，像你这样的就想着说的（风险）大一点昂。一个就是说时间长了，一个就是说皮肤局部的血液循环条件差一些昂。你是再考虑一下呢，还是我给你开上你住上做呢？：：：（XNV1）

（23）D：狭窄性腱鞘炎就是这样子哦，封闭治疗只对一部分人起作用，比如说，有十个人，六个人治好了，四个人治不好。但我还是建议先做封闭治疗，因为如果封闭针打不好的话，就做个小手术

P：哦哟，吓死了，那疼死了。

D：是个小手术，刀口就不到一公分。要打麻醉呢。

P：肌腱咋了？

D：窄的很，就像建筑上的管道，里面垃圾越积越多，就会变窄，卡的很。你就要把里面的垃圾清理一下就好了。

（JNV1）

上述诸例可以看出，女医生在与患者的会话中，使用了较多的连接附加语，且话题与患者所询问之话题一致，通过较为连贯和详细的话语向患者解释病情，或告知相关信息，关注患者的理解程度。如例（21），女医生在向患者解释需要做的检查时，为了使患者更易理解她所说的话语，通过连词"第一"、"第二"、"第三"、"第四"将所需检查向患者交代清楚；例（22）中，女医生在向患者解释治疗方案时，使用了"但是"、"同样的"、"像"、"一个"等连接附加语，以便使患者全面了解治疗方案的各个方面；例（23）中，除了使用连接附加语"因为"、"如果"、"就"等，女医生还利用类比的方式向患者解释病情，使用了"就像建筑上的管道"等介词短语作为连接附加语，通过类比使自己的话语更为浅显易懂，便于患者理解。与女医生相比，男医生在会话中使用的连接附加语较少。如：

（24）D：先给你给吃的药，适当活动，不准睡软床，带垫子的，弹簧床了都不行，你就木板床，把褥子铺好就可以了。不穿高跟鞋。

　　　 P：不能穿高跟鞋。（JN1）

（25）P：治不好了？

　　　 D：不是治不好了，已经这个样子了，它就是骨头已经长成这个样子，腰椎灵活性差，胯关节也融合了，好了，给你给个吃的药吧，再不看了，就这样了。保持正确的体位，不要睡软床，棕垫，弹簧床都不行。枕头要低，要软。正常的走路，已经定型了，就这样了。它的急性期已经过了，现在就这个样子了。（JN1）

（26）P：也注意着呢。

　　　 D：没达到我们的这个要求。把这个粘的去掉。小腿已经长上了，这儿没啥问题。压力刺激下这儿就长的不好。我给你说，把这几个去掉。（JN2）

（27）D：你嘴唇怎么这么紫？

P：就是

D：你要管的。血压高会引起心血管，脑血管，眼底，肾脏都会出现问题。最直接会引起生命危险的就是心脑血管疾病，很危险的，你要重视，要把血压量上，把降压药吃上。

P：哦（XN4）

从以上示例可以看出，男医生在与患者的会话中，与女医生相比，使用的连接附加语较少。男医生在向患者解释病情，或解释治疗方案时，更加注重向患者交待需要注意的事项，向患者提出要求，如例（24）—（26），或引起的后果等，如例（27），使用的祈使句较多，而连接附加语较少，更加注重医生的权威性，以告知患者信息，或向患者提出要求为主。男医生在会话中连贯性不如女医生强，这也符合男性的语言特点，即在会话中男性话语的连贯性不强（许力生，1997：43）。当然，需要指出的是，在男医生的医患会话中，在向患者解释病情时，男医生也会使用起到连贯作用的连接附加语，但与女医生相比而言要少得多。

从人际附加语上来看，男女医生也存在显著差异，女医生使用了更高频率的语气附加语。在会话中，人际附加语的功能是表达说话者的立场和态度，人际附加语的强化或弱化都表达了说话人的情感参与程度（Eggins & Slade，2004：84），这表明女医生在医患会话中的情感参与程度更高。这一发现也与女性话语的特性密切相关。张爱玲（1995：73）在综述女性语言研究时，总结到女性更多使用副词或强势词（intensifiers），女性喜欢用带夸张意味的形容词，同样也比男性更多地使用一些程度副词来加强语气。如：

（28）D：4 月 24 号的。四月二十四到今天是：哦，一个月前的，那你还得再去拍一张呢。从这张片子看，你这是，或者你住了院再拍也可以，这样就可以算到住院部，可以免，昂。从这张片子上看呢，你这个确实没有断螺钉啊断板子，就是说，这个东西放的时间长了它有可能断掉的，不管是钢板还是钉子，但从这个片子上看呢，你这个是没有断的。但是呢，正常来说，我们是半年就要去掉的，你这个放了这么长时间，就是取开呢，有可能出现取不出来的这种情况，噢。＝（XNV1）

(29) P：打着呢，打针能保住吗？

D：光靠打针是不行的，如果胚胎发育不好，光靠打针要保住孩子的可能性非常小。（XNV3）

(30) D：什么时候查的？

P：上个月。

D：哎哟，内膜这么薄的，上次月经是什么时候来的？(JNV3)

(31) P：骨刺就只能软化了吧？

D：骨刺又软化不了。骨刺了：这就是下一个话题了，等跟腱好些了再说，那个没这么快。骨刺跟折筋膜太紧了有关。足弓的高度不够，折筋膜太紧张。但你现在：你现在：恩：连两个垫子都不能同时垫，根本不可能同时治疗。（JNV1）

从例（28）—（31）可以看出，女医生在人际附加语的使用中，使用了较多的程度附加语，包括"确实"、"这么"、"非常"、"太"、"都"、"根本"等。除此之外，呼语也属于人际附加语。在对男女医生呼语的使用比例进行统计之后（详见表5-2），我们发现，与男医生相比，女医生使用了较多的呼语，拉近与患者的距离，我们对男女医生在医患会话中的呼语进行了统计，男医生共使用了7频次的呼语，而女医生使用了23次的呼语，包括"阿姨"、"大叔"、"小伙子"、"姑娘"等，这说明女医生更加关注患者，通过呼语显示对患者的礼貌和尊重，拉近了与患者的距离。

5.2.3 性别差异与语气词

汉语语气词的使用一直都很丰富。语气词首先在语气功能上有着分工，共同作用以表达汉语中的陈述、疑问、祈使和感叹等语气；其次，能够表达同一种语气的语气词之间又有着细微的差别，可以精细地表达出说话人针对句子命题、事件乃至听话人的不同态度（王飞华，2014：185）。鉴于此，本书在对语气系统进行分析的时候，也对小句末尾的语气词进行了统计和分析，以更为清晰地揭示不同医生对句子命题、事件，或听话人的不同态度。本书仅分析位于小句末尾的语气词，我们主要以韩礼德、麦克唐纳（Halliday & McDonald，2004：342）和李深红（Li，2007：154）对语气词"吗"、"嘛"、"呢"、"吧"、"啊"及其所表达的态度方面的人际意义强弱为依据，如表 5-5 所示：

表 5-5　　　　　　　　汉语语气词[①]体现的人际意义

语气类型	强化程度	吗	嘛	呢	吧	啊
疑问句	高	肯定（否定疑问时）				
	中	疑问（肯定疑问时）		询问		
	低			建议	不确定	
祈使句	高		坚持			
	中				建议；要求	缓和语气
	低					
陈述句	高		肯定			肯定
	中				建议	
	低			主观判断		
感叹句	高					感叹
	中					
	低					

依据上述系统功能语言学对语气词的分类标准，我们对语料中的

---

① 汉语语气词众多，本研究仅以表 5-5 中的五种常见的语气词为例，分析医生语气词的使用特点及差异。

这五种语气词进行了统计分析。表5-6中统计了男女医生在语气词使用上的具体数据。

表5-6 语气词性别差异一览表

医生代称	语气词			
	高	中	低	小计
经验型男一	5	16	3	24
经验型男二	8	19	4	31
经验型男三	7	16	10	33
经验型男四	12	25	6	43
经验型男五	6	14	9	29
新手型男一	2	40	11	53
新手型男二	2	26	20	48
新手型男三	2	14	13	29
新手型男四	4	25	27	56
新手型男五	4	24	13	41
男医生总计	**52**	**219**	**116**	**387**
经验型女一	4	16	17	37
经验型女二	2	41	22	65
经验型女三	7	44	14	65
经验型女四	8	28	13	49
经验型女五	4	18	19	41
新手型女一	3	12	22	37
新手型女二	1	20	36	57
新手型女三	1	30	34	65
新手型女四	2	24	43	69
新手型女五	1	47	38	86
女医生总计	**33**	**280**	**258**	**571**

从表5-6中可以看出，相比男医生，女医生使用了更多的语气词，

女医生使用了 571 频次的语气词，标准化频率为 164 频次，男医生使用了 387 频次的语气词，标准化频率为 103 频次。男女医生在语气词使用上的标准化频率和调整残差数据如图 5-3 和表 5-7 所示：

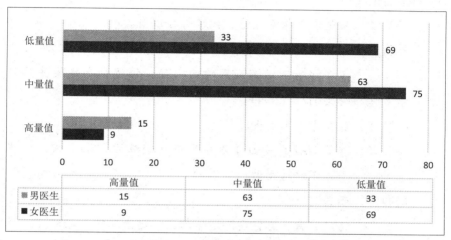

图 5-3　男女医生语气词标准化频率对比图（频次 /10000 字）

（卡方检验后，p=0.012，p<0.05，这说明男女医生在语气词的使用上存在显著差异。）

表 5-7　　　　　　　　男女医生语气词调整残差数据表

			高	中	低	合计
				量值		
性别	男医生	计数	15	63	33	111
		调整残差	2.1	1.2	−2.5	
	女医生	计数	9	75	69	153
		调整残差	−2.1	−1.2	2.5	
合计		计数	24	138	102	264

通过卡方检验之后发现，男女医生在语气词的使用上存在显著

差异，调整残差后，男女医生在语气词的使用中显著差异主要体现在高量值和低量值的语气词中。男医生使用了更多高量值的语气词，加强对所表达命题的语气和肯定程度，体现出男医生话语的强加性和权威。如：

(32) P：我是看着推拿理疗，按摩着可以消。

D：你再不要推拿理疗了，推拿理疗对身体不好。因为治不了根嘛。达不到医院的效果。你现在走路膝关节影响大吗？（JN4）

(33) P：现在影响不太大。

D：那你为什么要做手术呢？现在锻炼方式很多啊，关节千万不敢随便做。（JN4）

(34) P：西药？

D：伤风胶囊，感冒通？名字都记不起来了吗？银翘片吗？（XN3）

(35) P：哦，能不开药吗？

D：不开药？咋预防？

P：睡木板床。

D：不能吃药吗？

P：也可以吃。（JN1）

例（32）中，男医生使用了语气词"嘛"，"嘛"出现在陈述句中时，表示高量值的肯定强加语气，暗示该命题的理由或原因非常明显（Li，2007：146）。例（33）中，男医生使用了语气词"啊"，语气词"啊"一般出现在感叹句中，当其出现在陈述句中时，表示最高量值的肯定、警告、建议等（Li，2007：150），例（33）中语气词"啊"的使用表达男医生对所说命题的肯定性。例（34）和例（35）中，男医生使用了语气词"吗"，语气词"吗"一般出现在肯定疑问句中，表达中值询问，但是当其出现在否定疑问句中时，表达高量值的强加询问语气，暗示所隐含的肯定命题是显而易见的事实，有诘问的语气，此例暗含患者本应吃药的诘问语气。

　　相比之下，女医生使用更多低量值语气词，缓和了说话的语气，降低了语气的强加程度。如：

（36）D：就是你现在晚上起夜次数也多一些是吧？

　　　　P：晚上不起，主要是白天。（XNV4）

（37）D：嗯，这时间长了么？

　　　　P：嗯，这时间长了。

　　　　D：腱鞘囊肿吧？

　　　　P：也就有一点疼。

　　　　D：哎哟，这按不掉了。（XNV1）

（38）D：空腹都比你前一阵好的多了，前一阵空腹都 9.7、9.8，是不是？接近 10 了，对吧？

　　　　P：就是

　　　　D：现在往下走着，总体来说是个好事情。哦，过两三天应该能下来呢。（XNV2）

　　例（36）—（38）中，女医生在疑问句中使用了语气词"吧"，表达对所述命题的不确定性，属于低量值的语气词。如例（36）中，女医生对患者"晚上是否起夜次数多"不确定，因此使用了语气词"吧"，期待得到患者的回答。再如：

（39）P：胎动有时候动的少些。

　　　　D：所以这就是为什么要做胎教呢？这样你就可以和孩子交流。你平时应该多和孩子交流呢。

　　　　P：哦（XNV3）

（40）D：觉得这个关节早晨起来硬不硬？

　　　　P：不太硬，主要就是胀。

　　　　D：感觉不太像，但风湿要查血才能排除呢。（JNV1）

（41）P：我现在怀的低得很。

　　　　D：后面再说，到时候再说，现在还不到时候呢。市人民

医院也很近，你挂个产科的号去问一下。我们这边十九周不做检查，你二十二周再来，二十五周做糖尿病筛查。（JNV5）

例（39）—（41）中，女医生在疑问句和陈述句中使用了语气词"呢"。如例（39）中，女医生首先在特指问句中"这就是为什么要做胎教呢"使用了语气词"呢"，表达低量值的建议，强加语气最弱（参见 Li，2007：147），随后又在陈述句"你平时应该多和孩子交流呢。"使用了低量值的语气词"呢"，表达主观判断，例（40）和例（41）也是通过在陈述句中使用低量值的"呢"，表达主观判断，强加语气最弱。

5.2.4 性别差异与主语

英语的语气成分由主语和限定成分组成，主语是命题的重要部分，是肯定或否定一个命题的基点，是对命题的有效和成功时负责的成分。但是汉语与英语不同，汉语没有限定成分，主语可以出现，也可以省略，汉语主要采用语气词、某些重复结构和附加否定成分等来表达各种语气。汉语的语气是由谓语动词、谓语动词的极性、整个命题，以及对它们的评价的中介程度的有效性为特点的（参见胡壮麟等，2005）。尽管汉语中的主语在语气结构中的作用较小，但是会话中的主语选择还是能体现说话人和听话人的人际关系，特别是在选择包括听话人在内的主语上。因此，我们对 20 名医生的明确的包括患者在内的主语选择进行了统计，如包括患者在内的"我们"、"咱们"等，从表 5-2 中可以看出，女医生在医患会话中使用了 54 频次的包括患者的主语，标准化频率为 14 频次，而男医生仅有 4 频次，标准化频率为 1，这说明女医生更加注重患者的反应和参与，关注与患者的交流。许力生（1997：43）指出，在说话过程中，女性比较注意听者的反应与参与，并使这种注意在言语上有所表现（如较多使用 we，you 这类可将听者包括在内的人称代词、以 Let's 开头的祈使句及附加疑问句等）。我们的研究发现也证实了上述研究的观点。女医生在医患会话中，通过

使用包含患者的主语，较之男医生更加注重与患者的交流，以及患者
的参与程度。如：

  （42）D：发软哦，哦，好的多了。咱不可能说通过一朝一夕的，
     你说是，我今天病了，通过吃药，一两天咱就好了。哦?

    P：嗯。

    D：不可能有那么快的，而且本身咱们前面也讲过，五十
     岁了，咱们和三十岁的人不能比，对吧?　（XNV2）

  （43）D：胎心做了没?

    P：每次都做着呢。

    D：胎心怎么样?

    P：胎心好着呢，最近觉得费事的很。

    D：好着呢，别紧张，都正常呢，先做个B超，咱们再决定。
    （XNV2）

  （44）D：哦，那这次再约一下做一下。这周是29周。那就三周
     以后再看。今天是29周吗?

    P：29周。

    D：两周以后再看呗。要是还是长得不行，我们就输点液。
     这三周基本没长，宫高都没长，这个大小是合适的。
     那我们就下次再看。先不做检查了。　（JNV5）

  例（42）—（44）中，女医生在小句中选择了"咱"、"咱们"、
"我们"作为小句的主语，上述例句中女医生所选择的主语将患者包
含在内，正如德席尔瓦等（de Silva et al.，2015）指出，医生通过"我
们"来建立更为和谐的，商讨式的会话语境。如例（43）和例（44）
中"咱们"和"我们"，女医生通过将患者纳入进来，考虑到了患者
的参与程度，暗含在选择医疗方案时患者所起的积极作用，建立商讨
式的会话语境。例（42）中，女医生使用了"咱"和"咱们"具有移
情的功能，将自身比作患者，如女医生说"咱们和三十岁的人不能
比"，此处医生将自身置于患者的角度，考虑患者的感受，拉近了与

患者的距离。

5.2.5 小结

通过对男女医生在语气系统中的各项差异分析，我们发现男女医生在语气系统的选择中存在以下差异：

● 男医生使用更多的祈使句，强调医生的权威性；而女医生则使用更多的陈述句，通过更为完整的陈述句，或语气隐喻的方式，向患者传递信息，减少对患者的强加态度。

● 在陈述小句的内容上来看，女医生使用更多的类比，或日常式的话语向患者解释病情，更加关注患者的理解程度。

● 女医生使用了更多的连接附加语，更加注重话语的连贯和完整，更多考虑患者的可理解性，体现了主体间性的特点。

● 女医生使用了更多的人际附加语，如情态副词、程度副词等表明自己的态度，调节自己与患者的对话空间。

● 男医生使用了更多高量值的语气词，加强对所表达命题的语气和肯定程度，体现出男医生话语的强加性和权威。相比之下，女医生使用的大量低量值语气词缓和了说话的语气，降低了语气的强加程度。

● 在主语选择方面，男医生使用非常大比例的"你"作为小句的主语，主要是告知患者应做的事情，而女医生在主语的选择上则更为多变，特别是包含患者的主语"我们"、"咱们"的使用，拉近了与患者的距离，建立出商讨式的、更为和谐的医患会话语境。

综上所述，从男女医生个体化意义建构的语气资源来看，男医生更加注重自身的权威性，主要表现为较多的祈使句、高量值的语气词和不包含患者的主语的选择；而女医生与患者的协商性更高，主要表现为较多的陈述句、低量值的语气词、连接附加语和包含患者的主语的选择。

5.3 经验差异与语气资源的选择

　　本书的第二个独立变量是因工作经验^①差异而形成的医生人际意义个体化建构。因此，此小节将详细探讨在语气系统中，经验型医生和新手型医生在语气类型、附加语、语气词、主语等方面是否存在差异，以及具体的体现方式。我们将 20 名医生根据工作经验重新进行划分。经验型医生共 10 名，由 5 名经验型男医生和 5 名经验型女医生构成；新手型医生共 10 名，由 5 名新手型男医生和 5 名新手型女医生构成。表 5-1 详细列出了 20 名医生的具体语气系统的使用数据，为了便于统计，我们将 20 名医生根据工作经验这一变量进行了整体统计，如表 5-8 所示：

表 5-8　　　　经验型医生和新手型医生语气系统个体化差异总计表

语气系统分类	经验型医生			新手型医生		
	数量	所占比例（%）	标准化频率频次/10000 字	数量	所占比例（%）	标准化频率频次/10000 字
医患会话总字数	52,243	100		52,582	100	
医生所占总字数	36,297	69.48		36,050	68.56	
医患会话总句数	5846	100		5719	100	
医生所占总句数	3943	67.45		3570	62.42	
陈述句总数	2395	60.74	660	2288	64.09	635
疑问句总数	747	18.94	206	804	21.96	223
特指问句	272	6.9	75	211	5.91	59
陈述式疑问	50	1.27	14	54	1.51	15

---

　　①　本研究的性别和工作经验为两个独立变量。我们仅以上述两个独立变量为例来探讨医生在相似情景语境，不同社会语境制约下语言内部人际意义的个体化建构。换言之，我们首先根据性别对 20 名医生进行分类，探讨男女医生的人际意义个体化差异及其体现方式。随后，为了进一步探讨其他社会语境因素对语言内部的影响和制约作用，我们又以工作经验作为另外一个独立变量，来探讨因工作经验差异而形成的语言内部人际意义的个体化建构的差异及其体现方式。

续表

语气系统分类	经验型医生			新手型医生		
	数量	所占比例（%）	标准化频率频次/10000字	数量	所占比例（%）	标准化频率频次/10000字
是非问（一般问）	247	6.26	68	358	10.03	99
是非问（反复问）	145	4.18	40	162	4.54	45
是非问（选择问）	33	0.84	9	19	0.53	5
祈使句总数	707	17.93	195	324	9.08	90
一般祈使句	401	10.17	110	138	3.87	38
带附加语祈使句	309	8.34	85	186	5.21	52
零句	94	2.38	26	154	4.31	43
附加语总数	1618	100	446	1639	100	455
环境附加语	500	30.9	138	453	27.63	126
人际附加语（呼语）	479(12)	29.6	132	420(18)	25.62	117
连接附加语	639	39.5	176	766	46.73	213
打断患者	19			1		
被患者打断	14			31		
包含患者的主语	9			49		

如表 5-8 所示，从总体上来看，经验型医生在字数和小句数量上与新手型医生差异不大，尤其是从医生的总字数来看，经验型医生总字数占其医患会话总字数的 69.48%，新手型医生总字数占其医患会话总字数的 68.56%。这一数据也符合医患会话的机构话语特征。医患会话的主体为医生，其主要特征是医生向患者提供信息，为患者提出治疗方案，因此医生处于主导位置。以下我们将详细分析经验型医生和新手型医生在语气系统中的具体差异。

5.3.1 经验差异与语气类型

从表 5-8 可以看出经验型医生和新手型医生在语气类型上的使用比例和频次，经验型医生和新手型医生小句类型标准化频率如图 5-4

所示:

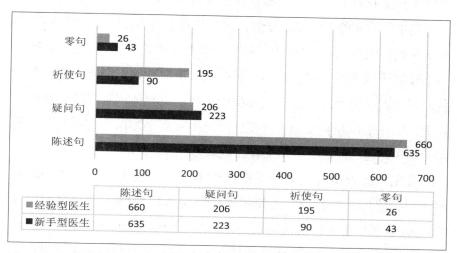

图5-4 经验型医生和新手型医生小句类型标准化频率对比图(句/10000字)

　　(卡方检验后 p=0.000,p<0.05,经验型医生和新手型医生在语气类型的选择中存在显著差异。)

　　为了更为深入了解经验型医生和新手型医生在四类小句中的具体差异,我们对四类语气类型进行了残差调整,如表5-9所示:

表5-9 经验型医生和新手型医生语气类型调整残差数据表

			小句类型				合计
			陈述句	疑问句	祈使句	零句	
工作经验	经验型医生	计数	660	206	195	26	1087
		调整残差	−1.6	−2.0	5.9	−2.5	
	新手型医生	计数	635	223	90	43	991
		调整残差	1.6	2.0	−5.9	2.5	
合计		计数	1295	429	285	69	2078

从图5-4和表5-9可以看出，经验型医生和新手型医生在语气类型的选择上存在显著差异，其具体差异体现在疑问句、祈使句和零句上，其中祈使句的差异最为显著，标准化残差值为5.9，其次为零句，标准化残差值为2.5，之后为疑问句，标准化残差值为2。这一发现有别于性别语气类型个体化差异。根据上一节对性别与语气类型分析，我们可以看出男女医生在语气类型中主要的差异体现在陈述句和祈使句中，而在工作经验差异中，经验型医生和新手型医生在祈使句、疑问句和零句这三种语气类型上存在显著差异。

首先，经验型医生和新手型医生语气类型最大的差异之处为祈使小句的使用。经验型医生使用的祈使句占17.93%，标准化频率为324，而新手型医生的祈使句使用比例为9.08%，标准化频率为90。经验型医生更高比例和更高频次祈使句的使用，说明经验型医生更加注重自身的权威性，强调自己处于更有权利的一方，向患者发布命令。我们在对祈使句进行标注时，注意到祈使句内部的差异，有些为典型的祈使句，如"锻炼去"，还有一些祈使句是通过在动词之前加上附加语，或句末加上语气词的方式，降低祈使句的强加程度，如"平时你要多锻炼呢"，这一小句也属于祈使句，但由于动词前所加的附加语和句末的表达低量值的语气词，缓和了祈使句的语气。表5-8中列出了经验型医生和新手型医生在祈使句内部的使用差异，从表5-8中可以看出，经验型医生所使用的祈使句数量和比例远高于新手型医生，且典型祈使句和带附加语的祈使句的使用比例较为均衡，与之相比，新手型医生所使用的祈使句的数量和比例要比经验型医生的使用比例低得多，且带附加语和语气词的完整祈使句的比例要高于典型的祈使句，这一差异进一步说明了新手型医生在祈使句的使用中，尽量考虑患者的可接受程度，通过附加语或语气词的使用降低话语的强加语气。如：

(45) D：以前得过肺结核什么的吗？

P：没有。

D：下午现在有没有潮热盗汗的情况？

P：年轻的时候有，现在早好了。

D：这个是：是踝关节的骨性关节炎。关节的软管不行了。软管不行了就刺激它的滑膜，滑膜就肿胀，就发炎。

P：骨性关节炎

D：第一个你要把活动量减下来，不能长距离走路，跳：跳舞的这个事情就要停下来。

P：哎哎哎

D：平时你可以去游泳，游泳对骨性关节炎是最好的。(XN1)

（46）P：那吃这个药，肉什么的都要忌口？

D：这个药不忌口。

P：那鸡肉，鱼肉这些？

D：那些尽可能不要吃，但是从这个药的角度来说，你最近就别吃了。（XN3)

（47）P：起初炎性病变，那严重吗？

D：这个你现在就吃药吧，它就缓解了，你就注意不要受凉了。可以敷，可以敷我们这个，可以敷我们这个。（XN5)

D：那每次肿了之后多长时间能消？

P：休息一下，一两天就消了。

D：一两天是吧，反复的泌尿系统感染：：：还有就是肾小球的未过滤不好。好吧，先把感染控制了之后再说吧。这两天你就多喝水，勤上厕所，就说泌尿系统的感染多喝水，往下冲，好的快一点。好吧，阿姨？

P：好的

D：回去了之后吃的清淡点，闲的时候走走路，有脂肪肝呢。以后吃饭要定时定量呢。（XNV2)

（48）D：（听胎心）好了，下来吧。

129

P: 哦

D: 可以了，回去要多喝水，可以喝点蒲地蓝，喝点板蓝根，看看效果怎么样，好吧？你现在我看化验结果也没啥太大问题，下次把糖尿病筛查做一下，好吧？（XNV4）

从例（45）—（48）可以看出，新手型医生在使用祈使句时，通过在动词前面加上附加语，如环境附加语，人际附加语或语篇附加语，或者在祈使句句末加上语气词，降低了祈使句的强加语气。如例（45）中，新手型医生在使用祈使句时，在动词前加入了连接附加语"第一个"、环境附加语"平时"和情态附加语"可以"等，通过完整的祈使小句的使用，使患者更易接受，降低了祈使句的强加语气。再如例（47）中，新手型医生在表达祈使语气时，使用了完整形式的祈使小句，在"这个你就吃药吧"完整祈使小句句末加入语气词"吧"，语气词"吧"用在祈使句中属于中量值语气词，表达建议，语气词的使用降低了祈使句的强加语气，从小句功能来看，主要是向患者提出建议，而非向患者发布命令。

第二，从表5-9的调整残差数据可以看出，经验型医生和新手型医生差异显著度处于第二的是零句的使用。零句通常作为说话人和听话人交流的前奏，如问候语，或表达感叹、警告，反馈等简短小句。在会话过程中零句的使用通常表明说话人作为对听话人话语的支持者，赞同者等（参见 Eggins & Slade，2004：93；许力生，1997：43）。从零句的选择上来看，经验型医生和新手型医生在零句的使用上存在显著差异，新手型医生使用了更大比例和频次的零句，注重与患者的交流，同意或支持患者的观点，更加注重患者在会话中的作用，注重与患者建立更为和谐的人际关系。如：

（49）D: 你好，把你的卡给我。来，坐。你怎么看着脸色不好？

P: 是不是今天早晨没吃饭的原因呀？

D: 下午好着没？

P: 下午好着呢。（XNV3）

（50）D：腱鞘囊肿吧？

P：也就有一点疼。

D：哎哟，这按不掉了。

P：这个已经摁不掉了？

D：嗯。这如果时间短的话，里面像那种果冻一样，按掉，自己吸收掉，你这儿时间太长了。囊壁很厚了，它就按不掉了。（XNV1）

（51）D：喝上水就尿＝

P：＝多喝些水就得去尿。

D：喝上就去解：解了？

P：嗯，也不是说那种马上就解的。

D：哦，恩：就是刚喝上就要去解小便去？（XNV4）

（52）P：要吃四周呢吗？

D：对，一般都要吃四到六周，才会彻底好。你就继续吃我开的中药就行了。好吧？你看，这个我开的药全部吃完就行了。阿莫西林吃十天，其他的药停掉，还有我开的这个药一天一副坚持吃上。

P：没有时间熬

D：最好能配着吃点中药好些

P：没有时间呀

D：哦，那就在医院熬上，吃到六周左右的时间应该就好了。（XN3）

（53）D：外翻拇囊炎引起的一个疼痛。但是那个地方它还有一个，就是你血尿酸高了，痛风也在那个地方，但是你从来没有烧过，再一个，你看你走路多疼，我们还是就说一个，一个拇囊炎拇外翻引起的。但是呢咱们还得排除一下是不是由痛风引起的。尤其是像你这个肥胖的有可能出现高尿坏血症。一周是吧？

P: 嗯，是

D: 好了，小伙子，你到一楼四楼都可以缴费，交完费以后到负一楼拍片子，三楼抽血。

P: 谢谢你。（XNV1）

上述示例中，新手型医生通过零句的使用注重与患者的交流，以及患者在对话中的积极作用。如例（49）中，新手型医生与患者交流之初使用了问候语零句"你好"，注重与患者的交流，表明对患者的尊重和礼貌；例（50）中，新手型医生使用了表示感叹的零句"哎哟"，表达对患者病情的理解，并具有移情功能；例（51）和例（52）的"哦"的使用表明医生对患者所提供信息的肯定和支持；例（53）中，新手型医生使用了零句"好了"，且使用了呼语"小伙子"，表达了新手型医生对患者的关注，以及对会话即将结束的总结。

第三，经验型医生和新手型医生在疑问句的使用中，也存在显著差异，标准化残差值为2。相比经验型医生，新手型医生使用了更多的疑问句。疑问句的主要功能是表明说话人在下一个话轮期待着听话人的参与，属于开启会话空间的方式（参照 Eggins & Slade，2004：85）。新手型医生更多疑问句的使用，说明新手型医生期待患者能更多参与到会话中，开启了更大的对话空间。我们对语料进行详细的分析之后，发现疑问句的使用与医患会话语类特征有关。本书所收集到的医患门诊会话的语类结构可以总结为：[问候]＾了解病情﹁询问病史﹁身体检查﹁[诊断检查]﹁＾诊断＾治疗＾处理[＾结束]。由于语类结构的限制，在医生了解患者病情和询问病史的阶段会使用较多的疑问句，而在其他阶段更倾向于使用其他的语气类型。

在汉语中疑问句一般有三大类：特指问句、陈述式疑问和是非疑问句，是非疑问句又分为一般是非问、反复是非问和选择是非问。为了进一步了解经验型医生和新手型医生在疑问句内部的使用情况，我们对疑问句内部进行了更为深入的分析，经验型医生和新手型医生各类疑问句的标准化频率和卡方检验结果如图 5-5 和表 5-10 所示：

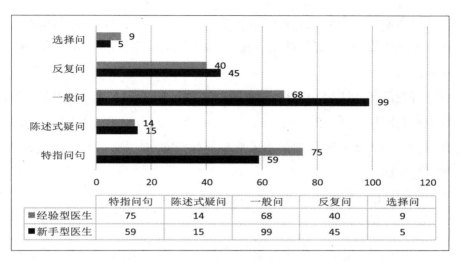

图 5-5　经验型医生和新手型医生疑问句内部标准化频率对比图

（卡方检验 p=0.076，p>0.05，经验型医生和新手型医生在疑问句内部的选择上不存在显著差异。）

表 5-10　　经验型医生和新手型医生疑问句内部调整残差数据表

			疑问句次类					合计
			特指问句	陈述式疑问	一般问	反复问	选择问	
工作经验	经验型医生	计数	75	14	68	40	9	206
		调整残差	2.2	.0	−2.4	−.2	1.2	
	新手型医生	计数	59	15	99	45	5	223
		调整残差	−2.2	.0	2.4	.2	−1.2	
合计		计数	134	29	167	85	14	429

　　尽管从总体上来看，新手型医生使用了更多的疑问句，开启了与患者的对话空间，期待患者在下一个话轮做出回应。但对疑问句内部进行卡方检验之后，我们发现经验型医生和新手型医生在疑问句内部的五个次类的总体使用中不存在显著差异，即经验型医生和新手型医生在疑问句内部的使用从总体趋势上不存在显著差异。然而，通过表5-10可以看出，经验型医生和新手型医生在特指问句和一般问中依然

存在显著差异，在陈述式疑问、反复问和选择问中不存在显著差异。经验型医生使用了更多的特指问句，而新手型医生使用了更多的一般是非问句。

特指问句的主要功能是说话人通过发问，在下一个话轮期待听话人能补充问句中所需的信息（参见 Eggins & Slade，2004：87）。相比新手型医生，经验型医生使用了更多的特指问句，期待患者提供所需的信息，如：

（54）D：那我给你调。哪儿不舒服吗？

P：头晕

D：除了头晕还哪儿不舒服？

P：有的时候抽呢

D：多长时间抽一次？一次抽多长时间？

P：一两分钟。（JNV5）

（55）D：你一般月经提前还是推后？

P：推后一个星期

D：如果你是推后的话，你今天是有啥不舒服呢？

P：我是最近这几天，这两三天里面左边有点疼。（JNV2）

（56）D：我给你说着呢，让你两个腿子一样多走，你咋不按照我说的走呢？

P：走着呢，走的好着呢。走的时间长了，钢针口子疼呢。（JN2）

（57）D：腰上可以，做个 CT 或者核磁看一下。

P：我也没时间来看，她要把我领上

D：还要她把你陪着呀，你为啥自己不来啥？你又不是小孩，你成人了，你自己看病还要你老婆把你领上呢吗？啊？

P：找不着（JN2）

例（54）—（57）中经验型医生使用了特指问句。经验型医生通过特指问句的使用，期待患者在下一个话轮补充问题中所需的信息。

如例（54）是本书收集的语料中特指问句的主要功能，经验型医生使用特指问句，期待患者补充所需信息，患者对医生所提问的内容给予补充。除此之外，经验型医生特指问句的使用，在特定的语境中暗含对患者的诘问语气。如例（56）中，经验型医生使用了"你咋不按照我说的走呢"，有诘问的语气；例（57）中经验型医生在使用特指问句之后，未等患者给予回答，已经暗含了对患者的做法持有疑问的语气，并提出自己认为正确的观点。

相比之下，新手型医生使用了更多的是非一般问句，是非一般问句的功能也是期待听话人在下一个话轮对所提问题给予肯定或否定的回答，此时说话人的话语走向取决于听话人的回答（参见 Eggins & Slade，2004：85），且通过我们对语料的分析发现，新手型医生在使用一般是非问句时，句末选择的语气词一般为中低量值的语气词，在得到患者的回答之后，新手型医生会重复患者的回答。如：

（58）P： 好的，医生，我上次做的检查，有尿蛋白，一周都有，不知道该怎么办？

D： 老有尿蛋白是吧？

P： 对呀，不知道该怎么办？

D： ：：这个哦，你换一个医院做一下。你换个医院挂个肾病内科看一下。因为咱们这是：：我是怀疑，怀疑，因为咱们这是个简单的检查，他们肾脏内科的话，他们的尿检查的更细致一些。它最后蛋白定量都可以看出一个数值，更细一些。（XNV5）

（59）P： 像昨天晚上到今天一直没睡，今天早晨四点才睡着。

D： 噢，身上出汗吗？

P： 也出汗呢

D： 也出汗哦。出汗是晚上出的多吗？

P： 晚上出的多一些。

D： 晚上多一些

P: 晚上感觉特别热。

D: 你是失眠有湿气，舌苔也厚的很。也有湿气，但是调整一下。饭量还可以吧？

P: 饭量还可以。有时候好，有时候也不行。

D: 有时候好有时候不行哦。最近也不太好吗？

P: 今天只吃了一碗牛肉面，但是到现在一点也不想吃。

（XNV4）

(60) D: 你吃完上面的那个药感觉症状缓解了吗？

P: 缓解了

D: 那个疼的症状减轻了哦，那就不用做胃镜了，好好把药吃上四周。（XN3）

例（58）中，新手型医生在一般是非问句中，使用了低量值的语气词"吧"，期待着患者给出相应的回答，进而根据患者的回答做出相应的判断。例（59）和（60）中，医生在使用了一般是非问句，得到患者的回答之后，又对患者的话语进行了重复。通过重复患者的回答，新手型医生肯定了患者的话语，承认患者对会话进行所作出的贡献，表现出新手型医生对患者的关心和兴趣，营造出更为和谐的会话语境（参见 Cordella，2004：136）。

但是，在此需要指出的是，在五种类型的疑问句中，特指问句属于开放式的问句，而其他四类问句形式相对而言，属于较为封闭式的问句形式，患者可以提供的信息较为有限，因此，特指问句更有利于患者更多地参与到会话中。从本书的发现来看，尽管新手型医生与经验型医生在疑问句的使用中存在显著差异，新手型医生使用了更大比例的疑问句，期待患者参与到会话之中，但是从疑问句内部的选择来看，经验型医生使用的特指问句要多于新手型医生，因此，我们对经验型医生和新手型医生五种疑问句的使用进行分析之后，又对患者的回答进行了更为深入的分析。我们发现，尽管经验型医生使用了较多的特指问句，但患者在对其给予回答的时候，并未提供更多的信息，或参与的程度有所增加，而新手型医生尽管使用了封闭式的是非一般问句，但患者除了对医生的问题给出肯定，或否定的回答之外，还会补充与之相关的信息，因此，从患者的回答来看，患者的参与程度之间的差异并不明显。正如上述有关经验型医生所使用的特指问句所示，患者仅回答了医生所需的信息，但患者并未对相应信息给予更为详尽的补充。这也需要在今后的研究中做更进一步的探讨，如从患者或医生的视角，对医患会话中的问句进行更为深入的、以语料库为基础的研究。

　　除了对疑问句从形式上进行分析之外，我们对经验型医生和新手型医生提问的内容也进行了分析，发现新手型医生在疑问句的使用中，会提出以患者为中心的问题。考得拉（Cordella，2004：203）在研究医患亲和关系话语策略时指出，医生在向患者提问时，会提出以患者为中心的问题，如询问患者的日常生活等，以创设较为轻松和关心患者的会话氛围，拉近与患者的距离。这表明新手型医生更加注重与患者建立轻松的会话氛围。如：

（61）D：你好，把你的卡给我。来，坐。你怎么看着脸色不好？

　　　 P：是不是今天早晨没吃饭的原因呀？

　　　 D：下午好着没？

　　　 P：下午好着呢。　（XNV3）

（62）D：年龄多大了？才 28 岁，成家了没？

　　　 P：成了。

　　　 D：哦，我今天开了药，明天来取，下午要上班。明天很可能休息。这个药，月经来的时候过几天吃，因为活血化瘀这种药，你月经来，可能会推迟。　（XN3）

（63）D：你觉得洗不干净是吧？洗不干净的话硫磺皂可以，一天一次，完了之后把硫磺皂冲干净。你可能当时洗的时候没把硫磺皂冲干净，所以它就有堆积，所以毛孔就又堵住了。有这种原因，你可能没冲干净。下次冲干净一点就行了。睡觉还好吧？

P: 现在快考研了，晚上睡得比较晚。

D: 压力比较大是吧？

P: 对

D: 熬夜之后激素水平就会发生变化。好了，药开好了。

你去取药吧。（XN4）

在例（61）—（63）中，新手型医生在与患者的交际中，提出了以患者为中心的问题，关心患者的日常生活，如（61）中的"你怎么看着气色不好？"例（62）中的"成家了没？"和例（63）中的"压力比较大是吧？"通过询问和关心患者的日常生活，创设出较为和谐的会话环境，利于拉近与患者的距离。

5.3.2 经验差异与附加语

表5-8中列举出了经验型医生和新手型医生附加语的具体使用数量和比例，为了更为深入地了解两类医生对附加语的使用情况，我们用标准化频率对比图的形式加以呈现，如图5-6所示：

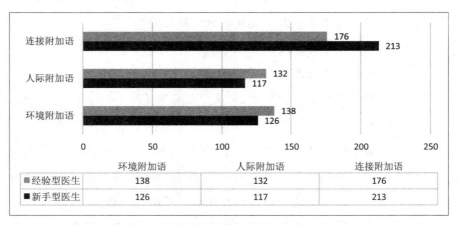

	环境附加语	人际附加语	连接附加语
■ 经验型医生	138	132	176
■ 新手型医生	126	117	213

图5-6　经验型医生和新手型医生附加语标准化频率对比图（频次/10000字）

（卡方检验后，p=0.088，p>0.05，经验型医生和新手型医生在附加语使用上不存在显著差异。）

从图 5-6 中可以看出经验型医生和新手型医生附加语使用的标准
化频率,通过卡方检验后,我们发现经验型医生和新手型医生在附加
语的使用上不存在显著差异。两类医生附加语使用的调整残差数据如
表 5-11 所示:

表 5-11　　　　经验型医生和新手型医生附加语调整残差数据表

			附加语			合计
			环境	人际	连接	
工作经验	经验型医生	计数	138	132	176	446
		调整残差	1.1	1.3	−2.2	
	新手型医生	计数	126	117	213	456
		调整残差	−1.1	−1.3	2.2	
合计		计数	264	249	389	902

尽管从卡方检验的数据来看,经验型医生和新手型医生在附加语
的使用差异上不存在差异,但从表 5-11 可以看出,两类医生在连接
附加语的使用上依然存在差异。新手型医生使用了更多的连接附加语,
注重话语的衔接性,通过较为详细的解释使患者更易理解。如:

(64) D: 打个针去,打个封闭针,可以缩短病程,能很快好起来。
没啥过敏的药物吧?

P: 应该没有,像这个多长时间能好呀?

D: 你打个针,估计:估计还得三周左右。但是,不管是:
不管是:你要一直活动,它这个会拉长病程,明白这
个道理吧?比如说,你刚开始损伤了,休息了半个
月,如果你完全制动休息两周的话,症状可能百分之
八十九没有了,如果你觉得差不多了,该干嘛干嘛,
就你的症状百分之七十还在。(笑声),明白吧?

P: 对(XN1)

(65) D: 35 周了，是吧。发烧了是吧?

P: 是，这边不是有按摩的吗?

D: 有按摩治疗的，如果严重的话，可以按摩治疗的。你挂个五楼的号看一下。哦?

P: 哦

D: 可以给你揉的。知道吧? 太严重我们可以给你揉的。你先去让大夫看一下。如果不太严重你就下来我给你看，如果已经化脓了,严重了就让他们给你治疗一下。(XNV5)

(66) D: 激素的副作用就是会发胖。它会引起体内脂肪的一个不均匀，但是 =

P: = 那一直胖

D: 后面的时候，只要咱们查着正常了，激素的药就可以撤掉了。只要查着正常就不胖。因为咱们激素投到一定的周数，咱们就把它撤下来了。一旦慢慢咱们往下一撤量的话，也就慢慢瘦下来了。胖不怕，就怕这个收拾不住呢，有的人吃激素不管用呢。咱们肾病综合征里面有一种激素不管用的。我大概是去年的冬天见过一个病人，一个女性患者，激素，烟酰胺片，免疫力制剂都用过来了，她的浑身还是肿肿的，最后还是没好。所以，忘了啥都不能把激素忘掉。 (XNV2)

如例（64）和例（65）所示，新手型医生较为注重话语的连贯度，考虑到了患者的理解程度，通过诸如"但是"、"如果"、"比如说"等衔接词的使用，使所说话语更为连贯。例（66）中新手型医生使用了较多衔接词，如"只要"、"一旦"、"所以"，以及"就"。"就"属于表示并列小句复合体的连接词（Li，2007），新手型医生通过大量衔接手段的使用，使得语篇更易被患者理解。

5.3.3 经验差异与语气词

经验型医生和新手型医生语气词的具体使用数据如表 5-12 所示：

表 5-12　　　　　　　经验型医生和新手型医生语气词使用一览表

医生代称	语气词			
	高	中	低	小计
经验型男一	5	16	3	24
经验型男二	8	19	4	31
经验型男三	7	16	10	33
经验型男四	12	25	6	43
经验型男五	6	14	9	29
经验型女一	4	16	17	37
经验型女二	2	41	22	65
经验型女三	7	44	14	65
经验型女四	8	28	13	49
经验型女五	4	18	19	41
经验型医生总计	**63**	**237**	**117**	**417**
新手型男一	2	40	11	53
新手型男二	2	26	20	48
新手型男三	2	14	13	29
新手型男四	4	25	27	56
新手型男五	4	24	13	41
新手型女一	3	12	22	37
新手型女二	1	20	36	57
新手型女三	1	30	34	65
新手型女四	2	24	43	69
新手型女五	1	47	38	86
新手型医生总计	**22**	**262**	**257**	**571**

　　表 5-12 列出了经验型医生和新手型医生不同量值语气词的具体使用数据。为了更为清晰地了解经验型医生和新手型医生的语气词使用总体规律，我们利用标准化频率和卡方检验对两类医生的使用数据进行了分析，经验型医生和新手型医生语气词标准化频率对比图和调

整残差数据表如图 5-7 和表 5-13 所示：

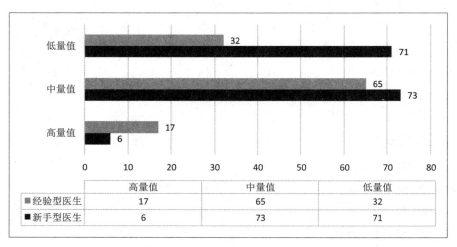

图 5-7　经验型医生和新手型医生语气词标准化频率对比图（频次/10000 字）

（卡方检验后，p=0.000，p<0.05，经验型医生和新手型医生在语气词使用上存在显著差异。）

表 5-13　　　　　　　经验型医生和新手型医生语气词调整残差数据表

			量值			合计
			高	中	低	
工作经验	经验型医生	计数	17	65	32	114
		调整残差	3.1	1.3	−3.2	
	新手型医生	计数	6	73	71	150
		调整残差	−3.1	−1.3	3.2	
合计		计数	23	138	103	264

从图 5-7 和表 5-13 可以看出，经验型医生和新手型医生在语气词的选择上存在显著差异，显著差异体现在高量值和低量值的语气词使用上。经验型医生使用了更多高量值的语气词，而新手型医生使用了更多低量值的语气词。

经验型医生使用了更多的高量值语气词，强调命题的正确性，具有较高的强加意义。如：

（67）D：做手术怎么扎在脚上？

　　　 P：他是扎那个穿刺吧。

　　　 D：哦，对对对。既往有筋脉穿刺史然后这个特别有可能形成筋脉炎啊。筋脉炎的话他就有可能会出现一个淋巴结正常的应答也就是淋巴结的肿大。先吃点药，你还是疼的话就这样，就给它打个麻药，直接把它给切下来。我跟你讲，这个是个门诊手术是不需要住院的。

　　　　（JN3）

（68）D：＝周六，31 号测的，这周的血呢？

　　　 P：这儿呢

　　　 D：这不就起来了嘛，这都正常了。你看。

　　　 P：30 几

　　　 D：这不合适着吗？

　　　 P：哦（JNV4）

　　　 例（67）中，经验型医生在陈述句中使用了高量值语气词"啊"，强调对自己判断的确定性；例（68）中经验型医生在陈述句中使用了"嘛"，强调对自己治疗方案效果的肯定，同时在否定一般是非问中使用了"吗"，属于高量值语气词，表达对所隐含的肯定命题是显而易见的事实，有诘问的语气。相比之下，新手型医生使用了更多的低量值语气词，强加意义最弱，关照患者的可接受程度。如：

（69）P：到多少天能恢复呀？

　　　 D：四周到六周吧，四周以后吧，四周比较稳当。那边大夫给你咋讲的？

　　　 P：三周

　　　 D：三周？三周稍微有点早，三周：：三周，我觉得四周稍微稳当一点哦（XN1）

（70）P：胎心好着呢，最近觉得费事的很。

D：好着，别紧张，都正常呢，先做个 B 超，咱们再决定。

（XNV3）

例（69）中，新手型医生在陈述句中使用了低量值语气词"吧"，暗含对所表达命题的不确定性；例（70）在陈述小句中使用了低量值的语气词"呢"，表达对所说命题的主观判断，强加语气最弱。

5.3.4 经验差异与主语

表 5-8 中统计了经验型医生和新手型医生所选择的含有患者的主语，经验型医生共使用了 9 次的包含患者的主语，标准化频率为 2，而新手型医生使用了 49 次包含患者的主语，标准化频率为 14。从包含患者的主语使用来看，新手型医生使用了较多的包含患者的主语，用以拉近与患者的距离。如：

（71）P：我现在没问题，但晚上睡下的时候特别困，这个时候给腰上垫个东西就会好些。

D：这是腰关节劳损。

P：劳损哦？

D：哦，想拍个片子吗？

P：嗯，我想拍个片子。

D：好，拍个片子咱们再看一下。四楼交费，一楼拍片子。

（XN2）

（72）D：外翻拇囊炎引起的一个疼痛。但是那个地方它还有一个，就是你血尿酸高了，痛风也在那个地方，但是你从来没有烧过，再一个，你看你走路多疼，我们还是就说一个，一个拇囊炎拇外翻引起的。但是呢咱们还得排除一下是不是由痛风引起的。尤其是像你这个肥胖的有可能出现高尿坏血症。一周是吧？

P：嗯，是（XNV1）

（73）D：与你的龋齿有关系，与你的虫牙有关系。

P：啊，我没有虫牙。

D: 满口的虫牙，还没虫牙，你看看。你这个偏左侧最后的是两个，偏右侧也是两个。你这样，完了你到口腔科去，让把你的牙菌斑，牙结石和虫牙全部清理一下。你自己很可能平时没有注意到。像你目前的阶段，还没有把牙髓质破坏掉，所以你还没有疼痛的感觉。所以你认为你没有虫牙，其实你的虫牙已经很典型。你把这些收拾完，看症状能不能清除掉，如果没有症状了，就不用吃药了，如果到时候还缓解不掉的话，到时候我们再吃中药调节。哦?

P: 哦，那目前用不着吃药了。（XN3）

上述示例中，新手型医生在与患者的会话中，使用了较多的包含患者的主语，如在例（71）和例（72）中的"咱们"和例（73）中"我们"的选择。通过使用上述包含患者的主语，医生试图拉近与患者的距离，承认患者在会话中的作用，暗示重视患者的参与程度，如例（71）中，医生提出"拍个片子咱们看一下"，暗示在做出医疗决定时，会考虑患者的建议。

5.3.5 小结

通过上述分析可以看出，经验型医生和新手型医生在语气系统的选择中主要存在以下差异：

● 与经验型医生相比，新手型医生使用了更多的疑问句，期待患者更多地参与会话。在疑问句内部，经验型医生使用更多的特指问句，期待患者提供相应的信息，而新手型医生使用了较多的一般是非问句，多数在句末使用中低量值的语气词，且在得到患者回答时，重复患者的话语，以此表示对患者的关注，期待患者的参与。

● 经验型医生使用的祈使句比例和频率高于新手型医生，且经验型医生多使用一般性祈使句，主要是为了告知患者需做的事情，或发布命令；而新手型医生的祈使句使用比例和频率低于经验型医生，且在使用祈使句时，更倾向于使用完整的祈使句，或在祈使句中加入更多的附加语成分，来缓和祈使句所具有的强制性语气。

● 与经验型医生相比，新手型医生使用了更多的零句，更加注重对患者的支持和关注。

● 经验型医生使用了更多高量值的语气词，加强肯定的语气，而新手型医生使用了更多低量值的语气词，一方面可以缓和语气，另一方面在表达自己观点时不含强制性接受的特点。

● 在主语选择方面，新手型医生选择了更多包含患者的主语，通过将患者纳入在内的主语选择，新手型医生拉近了与患者的距离，创设出较为和谐的会话语境。

综上所述，经验型医生更加注重自身的权威，主要体现为更多的祈使句、高量值的语气词的使用等；而新手型医生更加注重与患者的协商性，主要体现在更多疑问句和零句的使用、低量值语气词的使用，以及更多包含患者的主语的使用等。

5.4 讨论

霍布古德、里维耶洛和汉密尔顿（Hobgood，Riviello & Hamilton，2002）指出，医患会话不应仅仅只注重医学知识的提供，也应该考虑如何承认和认可患者对病情的了解，以及如何与患者进行和谐交流。在对医生语气系统个体化意义建构的分析之后，我们发现女医生和新手型医生所选择的语气资源更具协商性，更易于与患者建立和谐的医患关系。在对性别差异的分析中，女医生更倾向于承认患者对会话的贡献作用，更为关注患者的参与程度，话语较为缓和，这主要表现在女医生使用更多的陈述句，向患者告知信息，祈使句的使用比例远低于男医生，而主要通过非一致式的语气隐喻，如陈述小句或疑问小句的形式来降低祈使句所具有的强加语气；女医生使用了更多的连接附加语，更加注重话语之间的衔接，更加关注患者的理解程度；女医生使用更多的低量值语气词，使所说命题的强加性最弱，除此之外，女医生使用更多包含患者的主语，拉近了与患者的距离。在对工作经验差异的分析中，新手型医生的话语更具协商性，更加注重与患者建立和谐的医患关系，这主要体现在新手型医生更小比例的祈使句的使用，且多数使用完整的，句末带有语气词的祈使句，以缓和语气；新手型医生使用了更多的疑问句和零句，期待患者的参与，并对患者的参与给予赞同或支持；新手型医生使用了更多低量值的语气词，以缓和语气；新手型医生使用了更多包含患者的主语，更为尊重患者的参与程度。

总之，通过对医生语气系统个体化意义建构的深入分析，我们可以更为清晰地看出不同类型的医生在语气系统选择中的差异所在，以及如何建立更为和谐医患关系的语气资源使用策略。为了对实际的和谐医患关系的建立产生一定的借鉴作用，我们对语气系统中医生所使用的更具协商性的语气系统体现方式加以总结归纳，如表5-14所示。

表 5-14　　　　　　　　　医生协商性语气资源体现方式

语气资源体现方式	功能	示例
陈述句	向患者详细阐述病情，传递信息	"如果能治愈就一次性治愈了，::但是有复发的几率，就像感冒一样，你这个月感冒好了，就不代表你下个月不感冒，你要是不注意还是会感冒。"
疑问句	期待患者的参与	"D：也出汗哦。出汗是晚上出的多吗？ P：晚上出的多一些。 D：晚上多一些。"
零句	肯定和承认患者对会话的贡献作用	"D：最好能配着吃点中药好些。 P：没有时间呀。 D：哦，那就在医院熬上，吃到六周左右的时间应该就好了。"
连接附加语	关注患者的理解程度	"第一，你已经吃过饭了，不能抽血了，也不到十五周。血型你知道吧。第二呢，你先去建卡，第三呢你去做营养分析，第四个呢，你就去问一下四维B超能不能预约上。"

续表

语气资源体现方式	功能	示例
低量值语气词	降低语气的强加程度	"过两三天应该能下来呢。"
包含患者的主语	拉近与患者的距离	"要是还是长得不行，我们就输点液。这三周基本没长，宫高都没长，这个大小是合适的。那我们就下次再看。"

表5-14列举出了在语气系统中医生可以选择的、有利于建立和谐医患关系的协商性语气资源使用策略，主要包括更为详尽的，通过类比和口语化语言对疾病加以详述的陈述句、期待患者参与会话的疑问句、承认和肯定患者积极作用的零句、缓和语气的低量值语气词、拉近与患者距离的包含患者的主语等。

从以上我们对性别和工作经验两个独立变量的分析来看，女医生和新手型医生的语气资源使用策略相似，而男医生和经验型医生的语气资源使用策略较为相似，且女医生和新手型医生使用的语气资源策略更具协商性。然而，独立变量的数据分析主要体现的是男女医生内部、经验型医生和新手型内部的具体使用差异。为了分析的客观性和准确性，我们对两类相似医生的语气资源使用策略又进行了横向比较，以便更为深入地了解两类使用相似语气资源策略的医生之间是否存在具体的差异。

首先男医生和经验型医生的使用策略较为相似，都使用了较多的祈使句，高量值的语气词，以及不包含患者的主语，但这一分析结果是基于在性别内部和工作经验内部的比较，我们对两类较为相似的医生类型的语气资源使用策略进行了横向比较。首先，从男医生和经验型医生所使用的语气资源策略而言，卡方检验之后，男医生和经验型医生在小句类型的使用上依然存在显著差异（p=0.027，p<0.05）。在四类小句类型中，男医生使用了比经验型医生还多的祈使句；在附加语的使用上，男医生和经验型医生的附加语使用频率也存在显著差异

（p=0.049，p<0.05）。男医生和经验型医生在环境附加语和程度附加语的使用上存在显著差异。男医生使用了更多的环境附加语，经验型医生使用了更多的人际附加语；在语气词的使用上，男医生和经验型医生不存在差异（p=0.936，p>0.05）。就包含患者的主语而言，男医生使用4频次的包含患者的主语，标准化频率为1，经验型医生使用了9次包含患者的主语，标准化频率为2，差异不显著，即男医生和经验型医生在医患会话中，使用的包含患者的主语都较少。

其次，通过性别和工作经验的内部或纵向比较之后，我们发现女医生和新手型医生在小句类型的使用中存在差异，女医生使用了更多的陈述句，而新手型医生使用了更多的疑问句和零句，这三类小句类型都属于具有协商性的小句类型。就小句类型的横向比较而言，女医生和新手型医生在小句的类型横向比较中不存在显著差异（p=0.285，p>0.05）；从附加语的纵向比较来看，女医生使用了更多的人际附加语和连接附加语，新手型医生使用了较多的连接附加语，而在女医生和新手型医生附加语使用的横向比较方面，两类医生在附加语的使用中不存在显著差异（p=0.287，p>0.05）；就语气词的纵向比较而言，女医生和新手型医生都使用了更多的低量值的语气词，而在女医生和新手型医生语气词使用的横向比较方面，两类医生语气词的使用不存在显著差异（p=0.731，p>0.05）；从包含患者的主语来看，女医生使用了54频次的包含患者的主语，标准化频率为14，而新手型医生使用了49频次的包含患者的主语，标准化频率为14，换言之，女医生和新手型医生在主语使用频率上具有相似性。

总之，通过对性别和工作经验差异的横向比较之后，我们发现，总体而言，尽管男医生和经验型医生使用了较为相似的语气资源，如都使用了较多的祈使句，较多的高量值的语气词和不包含患者的主语，但通过对两类医生的横向比较之后，我们发现男医生和经验型医生在语气系统的具体使用上依然存在差异，男医生和经验型医生在语气系统选择的差异性主要体现在：男医生使用了更多的祈使句和环境附加语，而经验型医生使用了更多的人际附加语。对女医生和新手型医生的语气资源使用策略进行横向比较之后，两类医生在语气资源的使用上不存在显著差异，但对女医生和新手型医生的纵向比较之后，我们依然能清晰地看出两类医生在语气资源使用上的相似性和差异性，如两类医生之间都使用了更多的连接附加语、低量值的语气词和包含患者的主语，但从小句类型的使用上存在差异，女医生使用了更多的陈述句，新手型医生使用了更多的疑问句和零句；女医生和新手型医生的附加语使用也存在差异，女医生使用了更多的人际附加语。

在本书中我们将性别和工作经验作为两个独立的变量来分析医生在相似情景语境、不同社会语境下语言内部的人际意义个体化建构。通过对不同医生的语气资源的使用策略进行详细的分析之后，我们发现女医生和新手型医生的语气资源使用策略从总体上更具协商性，但这两类医生之间协商性的具体语言体现形式却既有相似之处，又有不同之处：女医生的协商性语气资源策略主要体现为使用了更多的陈述句、人际附加语、连接附加语、低量值的语气词和包含患者的主语，而新手型医生使用了更多的疑问句、零句、连接附加语、低量值的语气词和包含患者的主语。总体而言，男医生和经验型医生的语气资源使用策略更加体现出权威性，主要的体现方式为更多的祈使句、高量值的语气词和不包含患者的主语，但两类医生的权威性也存在不同的体现方式，如男医生使用了更多的祈使句和环境附加语，而经验型医生使用了更多的人际附加语。

需要指出的是，在本书中性别和工作经验为独立变量，但对四类医生的语气资源使用策略进行分析之后，男医生和经验型医生、女医生和新手型医生在某些语气资源的使用中存在共性，如男医生和经验型医生都使用了较多的高量值的语气词，而女医生和新手型医生都使用了较多的低量值的语气词，这就意味着某一次类的医生会具有两种类型医生的特点，如经验型女医生既会体现出经验型医生的特点，又会体现出女医生的特点。这是因为本书所收集的 20 名医生的语料本身存在差异，当根据性别进行分类时，5 名经验型女医生与 5 名新手型女医生的数据进行整体统计后，会体现出女医生的语气词使用特点，如都使用了较多的低量值的语气词，主要源于 5 名新手型女医生低量值语气词的数量较大，与 5 名经验型女医生的数据综合之后，会呈现出较多低量值语气词使用的总体趋势；而当 5 名经验型女医生和 5 名经验型男医生的数据综合之后，这 5 名经验型女医生的语气词的总体使用趋势又会呈现不同的形式，因为 5 名经验型男医生的高量值语气词更多，和 5 名经验型女医生的数据总计，作为经验型医生进行总体比较时，其低量值语气词使用较多的特征就不再凸显，而和其他 5 名经验型医生高量值语气词的使用数据综合之后，体现出更多高量值的语气词使用特征。换言之，经验型女医生在某些具体的语气资源使用上既体现出女医生的特征，又体现出经验型的特征，是因为这一次类的医生和其他类别的医生进行综合分析之后所呈现出的总体趋势会呈现此消彼长的趋势，进而体现出不同的总体特征。

　　总之，通过本章对医生语气系统个体化意义建构的分析，我们不仅发现了不同类型的医生在语气系统中的差异，更为重要的是通过对语气系统的分析，总结出了医生使用的何种语气资源策略更具协商性，更有利于医生与患者建立和谐的医患关系。

第6章 医生人际意义个体化建构的评价资源

人际意义是系统功能语言学的重要概念之一，它关注的是语篇作者/说话人和语篇意图中的读者/听话人的互动、商榷和取得一致的方式。评价理论是对系统功能语言学人际意义研究的扩展，它关注语篇中可以协商的各种态度，由态度、介入和级差三个次系统组成（Martin & Rose，2003；Martin & White，2005；转引自梁海英，2014b：15）。马丁和罗斯（Martin & Rose，2003：23）对评价理论的定义是："评价理论是关于评价的，即语篇中所协商的各种态度、所涉及到的情感的强度以及表明价值和联盟读者的各种方式。"评价首先是话语人际意义的实现方式，即评价可以被看作说话人和作者建立与他们的读者/听众之间的团结的"人际性"工具（李战子，2004：3）。

在评价系统的态度、介入和级差三个纵聚合的次系统中，介入系统描述的是说话人用来展示语篇中的各种命题和建议的来源，调节自己对话语所承担的责任，表明自己是否愿意与不同立场的多声进行协商，与不同的言辞来源展开对话的一系列词汇语法资源（Martin，2000；Martin & Rose，2003；White，1997，1998，2003；王振华，2001；胡壮麟等，2005；转引自陈晓燕和王彦，2010：21）。作为一系列语言资源的介入体系，其主要目的是衡量说话人／作者的声音和语篇中各种命题和主张的关系：说话人或承认或忽略其言语所涉及和挑战的众多不同观点，并在多样性的观点中为自己的立场争得人际空间。鉴于本书主要探讨医生在会话中如何与患者调节对话空间，是限制其他立场和声音，用以体现自己的权威，还是承认其他声音的存在，开启与患者的对话空间，我们将集中分析介入系统，更为深入地揭示不同医生在医患会话中医生如何使用介入资源，调节与患者的对话空间，与患者建构何种人际关系。

6.1 性别差异与介入资源的选择

我们根据第3章中所介绍的介入系统的八类次范畴，以及第4章中对评价系统的标注方法，获得了20名医生介入资源的具体使用数据。10名男医生和10名女医生的介入资源使用数据细目表如表6-1所示：

表6-1　　男女医生介入资源使用细目表

医生代称	否认	对立	认同	断言	引证	接纳	宣称	疏离	总计
经验型男一	69	42	9	8	0	54	2	1	185
经验型男二	65	33	16	7	0	42	0	0	163
经验型男三	32	26	29	3	0	27	2	0	119
经验型男四	63	27	9	7	0	39	0	0	145
经验型男五	37	26	19	4	1	36	0	2	125
新手型男一	37	24	15	5	0	73	5	1	160
新手型男二	35	22	10	6	1	55	2	0	131
新手型男三	44	16	11	1	0	80	0	0	152
新手型男四	37	24	21	4	0	84	5	0	175
新手型男五	35	18	12	4	0	46	2	0	117
经验型女一	62	40	15	6	1	102	3	1	230
经验型女二	35	11	11	2	1	72	4	1	138
经验型女三	36	15	16	1	1	67	1	0	137
经验型女四	62	28	17	7	0	74	1	0	189
经验型女五	41	27	12	10	1	66	4	1	163
新手型女一	39	31	21	7	0	101	6	1	206
新手型女二	35	18	9	9	1	77	0	0	149
新手型女三	37	22	13	5	0	89	2	0	168
新手型女四	23	11	11	6	0	70	0	0	121
新手型女五	45	16	17	2	1	103	2	0	186

从表 6-1 中可以看出 10 名男医生和 10 名女医生介入资源的具体使用情况，为了了解男女医生介入资源使用的整体情况，我们对 20 名医生按照性别进行了整体统计，表 6-2 为男医生和女医生的介入资源总计表：

表 6-2　　　　　　　　　男女医生介入资源使用总计表

介入资源类别			男医生			女医生		
			数量	所占比例（%）	标准化频率（频次/10000字）	数量	所占比例（%）	标准化频率（频次/10000字）
收缩	否认	否定	454	30.84	131	416	24.67	111
		对立	258	17.53	74	219	12.99	58
		认同	151	10.26	43	142	8.42	38
	公告	断言	49	3.33	14	55	3.26	15
		引证	2	0.13	1	6	0.36	2
收缩小计			914	62.09	263	838	49.07	223
扩展	归属	接纳	536	36.41	154	821	48.7	218
		宣称	18	1.22	5	23	1.36	6
		疏离	4	0.27	1	4	0.24	1
扩展小计			558	37.91	160	848	50.3	225

表 6-2 显示了男医生和女医生介入资源的总体使用频次、百分比以及标准化频率数据。以下我们将详细分析男女医生在介入资源使用中的差异及具体体现。

6.1.1 性别差异与介入资源选择的总体差异

从表 6-2 可以看出，10 名男医生和 10 名女医生的介入资源使用总数为 3158 频次，其中女医生为 1686 次，标准化频率为 449，男医生为 1472 次，标准化频率为 423。单因素方差分析之后（p=0.34， p>0.05），男女医生在介入资源的总体使用中不存在显著差异，即男女医生都通过介入资源的使用来调节对命题的态度。

从介入资源内部的收缩资源和扩展资源使用来看，男女医生在收缩资源和扩展资源的标准化使用频率如图 6-1 所示：

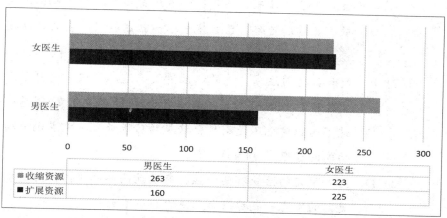

	男医生	女医生
■收缩资源	263	223
■扩展资源	160	225

图 6-1　男女医生收缩资源和扩展资源标准化频率对比图（频次 /10000 字）

（卡方检验后的 p ＝0.000，p<0.05，男女医生在介入资源的使用上存在显著差异。）

图 6-1 显示了男女医生在收缩资源和扩展资源的标准化频率使用数据，男女医生收缩资源和扩展资源的卡方检验 p<0.05，说明男女医生在收缩资源和扩展资源的使用中存在显著差异。男医生使用更多的收缩资源来强调命题的可靠性，扩展资源较女医生的使用频率要少得多。而女医生收缩资源和扩展资源的使用比例较为均衡，既利用收缩资源来强调命题的可靠性，承担一定的责任和义务，也使用扩展资源，承认其他观点存在，扩大对话空间，使语篇更开放，更包容。

具体而言，男医生使用了更多的收缩资源来强调命题的可靠性，体现医生的权威性。收缩性介入指说话人或作者直接介入话语过程而陈述的价值或观点，对不同状况、观点及其范围的挑战、抵制或限制（彭宣维，2010）。男医生通过使用诸如否定、对立和断言这样的收缩资源来强调命题的正确性，承担一定的责任和义务。如：

医患会话中医生诊疗话语的个体化意义建构研究

(1) P: 治不好了？

D: 不是治不好了，已经这个样子了，它就是骨头已经长成这个样子，腰椎灵活性差，胯关节也融合了，好了，给你给个吃的药吧，再不看了，就这样了。保持正确的体位，不要睡软床，棕垫，弹簧床都不行。枕头要低，要软。正常的走路，已经定型了，就这样了。它的急性期已经过了，现在就这个样子了。（JN1）

(2) P: 饮食我特别注意，吃的都很清淡。这疼了快一个月了。最近好了些，但是心情不好就开始疼。是不是胆囊，阑尾？

D: 这不是胆囊也不是阑尾，这是肠功能紊乱。吃点调节肠功能的药吧。（JN5）

(3) D: 这个甲亢的症状有些明显，有些反而不明显。因为我们见到的甲亢一般都很大，但你的也不大。

P: 就是，大夫说是摸着也不明显。

D: 不太大。

P: 我的意思是中医是不是叫这个病？

D: 中医的病名叫瘿病，病字旁，里面一个婴儿的婴。我们叫脖子肿大。

P: 哦，是这个意思。是不是我以前看过一个说是，是不是湿重了就会引起这个病？

D: 不是，这个还不是湿重的问题。这个还不是。（XN4）

例（1）—（3）中男医生运用了收缩介入中的否定，如"不是"、"不行"、"不"等，用于否定潜在的可能意见。如例（2）中医生否定了患者的观点，向患者指出"这不是胆囊，也不是阑尾"。再如：

(4) D: 激素药不能吃呀，别吃了，现在吃点中药，我们医院自己配的中药。激素药一吃就好，但带来的问题特别多，不吃就又疼。好了，吃中药去。

P: 好好好

156

D: 你现在是所有关节部位都会出现问题，片子上看你已经
走不成了，但看着你走路还行。（JN1）

（5）P: 早中晚三次，时间多长？

D: 自己掌握，至少得半个小时。（JN4）

（6）D: 骨折首先是有明显的外伤，你是趴着的，你要是一屁股
坐在地上，那脊柱肯定会受伤，引起骨折，但你一屁股
坐在地上，脊柱不受影响。你吃的什么药？

P: 阿莫西林和安康。

D: 你吃的这些药本来就是消炎止痛的药，而且强直性脊椎
炎治疗里面本来就有止痛的药。明白吗？它就是有止疼
的成分。

P: 都吃了四个月了。

D: 要是吃了四个月了，即便是有骨折都好了，早长上了，
像你这个年龄。（XN2）

例（4）—（6）中男医生运用了收缩介入中的对立，以上诸例中
所运用的"但"、"都"、"即便"、"至少"，用于调整话语中的
潜在期待，使当前命题替换、取代或反驳会话中本可以被期待出现的
其他可能性。如例（6）中，男医生通过使用表示对立意义的"即便"，
反驳本可以被期待出现的其他可能性，如"骨折了就会一直疼"，此
处男医生强调"即使有骨折，现在也好了"的意义。再如：

（7）D: 那就再做一个。你这最主要的是，头晕不晕？最难受的
是啥地方？

P: 头不晕。

D: 那你就住院吧，可能治起来方便些。

P: 就是就是。

D: 你看就是啊，现在没有床位，你先做检查，最多就两三
天。（JN4）

（8）D: 骨折首先是有明显的外伤，你是趴着的，你要是一屁股

坐在地上，那脊柱肯定会受伤，引起骨折，但你一屁股
坐在地上，脊柱不受影响。你吃的什么药？

P：阿莫西林和安康。

D：你吃的这些药本来就是消炎止痛的药，而且强直性脊椎
炎治疗里面本来就有止痛的药。明白吗？它就是有止疼
的成分。

例（7）—（8）中男医生运用了收缩介入中的断言，通过"最主
要的是"和"就是"等表达断言意义的词语，凸显男医生对相关命题
的干预，强调自身观点的正确性。如例（8）中强调男医生"住院治
起来会方便"的这一观点的正确性。男医生使用诸如上述收缩资源，
排斥某种意见、用某种观点替换之前可能存在的观点，或突出自身对
相关意见的显性干预，具有较高的人际代价，用以压缩对话空间。

相比之下，女医生在收缩资源和扩展资源的使用上较为均衡，既
通过收缩资源以较高的人际代价强调命题的可靠性和正确性，也同时
使用扩展资源，承认自己的观点仅为多种可能性之一，容忍其他观点
的存在。扩展性介入指说话人或作者在一定程度上对不同观点或声音
的容忍态度（彭宣维，2010）。相比男医生，女医生使用了更高频率
的扩展资源，凸显女医生对不同观点的容忍态度，更具有协商性。具
体而言，女医生不仅利用收缩性介入强调命题的正确性，诸如否定、
对立、引证等收缩资源的使用，如：

（9）　P：骨刺没有吧？

　　　D：没有

　　　P：以前在兰空医院拍的，说是有点骨刺。

　　　D：不明显，不具备诊断价值。（JNV1）

（10）D：没憋尿吧？

　　　P：没

　　　D：皮下三指。这个是低风险，好着的。这个没有意义，
　　　　　主要是看这三项。这个也没有意义。你自己别划了哦，

划着一个化验单没有重点了。你划出来的这些都不是。你看，你划的这三项都不重要，是这三项，这三项有问题就再看。　(JNV4)

例（9）—（10）中女医生通过使用"不"、"没有"等体现否定意义的词语来排斥潜在的可能意见。再如：

（11）D：28 周的话，这个好着，这个有问题。糖耐量 5.0，5 这个挺高的。

　　　　P：恩

　　　　D：这个你看，果真是个糖尿病。空腹血糖都高着，然后一小时，两个小时以后的都高着。你这是个 I 型糖尿病。娃娃也有点小：：孩子有点小。　(JNV2)

（12）D：不能应该没有，得确定没有。就是说你割完的那个玻璃完整不完整？

　　　　P：---

　　　　D：那拍个片子看一下。你先去拍一下，好吧。你这个要做手术呢。要是能拍出来更好，但如果是平面，就不一定能照着，但如果从这个方向照就能照出来。手术当中再给你打开给你找。单子，给。　(JNV1)

例（11）—（12）中女医生运用了表达对立意义的词汇语法资源，用自身表达的观点来替换之前可能存在的观点，如"但"，"果真"。如例（12）中的"果真"，"果真"用于表示说话者没想到实际与预料一致，表示出现可能性极小的事件成为现实，与语料中的隐形命题形成对立。再如：

（13）P：前年是脚面，今年是脚底疼了，每年就疼个三四天就好了。吃点你们的药，你们那个药膏抹上就好了，这一次整个看一下，到底是啥原因来着。

　　　　D：现在就是，你就是个扁平足，扁平足长期受力以后就会引起这个疼痛。再一个，你穿鞋的时候穿一个稍微有点坡的，有点跟的那种鞋，昂？

P: 往下的那种鞋啊？

D: 嗯。（XNV1）

(14) D: 你看你自己决定，因为我已经给你讲的很清楚了，哪个是查哪个的。因为你现在是怀疑来的，又不是说那个啥。那就先拍个片子看一下吧。

P: 好吧，就是胀。

D: 如果风湿的话就是晨僵。晨僵晨僵，啥意思，就是早晨起来手就硬掉了，根本活动不了。（JNV1）

例（13）—（14）中女医生运用了体现断言意义的词汇"根本"、"就是"，强调对命题的肯定。女医生使用诸如上述示例中的收缩资源，否定其他命题的存在、用当前的命题代替其他命题的可能性，或凸显自身对命题的干预，强调自己所提命题的正确性。与此同时，女医生也使用了更多的扩展性介入，承认其他命题存在的可能性，开启了与患者的对话空间，诸如大量接纳资源的使用，如：

(15) P: 应该没有别的问题吧？

D: 我觉得应该和别的问题关系不大，和你以前受的伤关系不大，现在就是痛风。（JNV1）

(16) P: 就按照您原来说的，做羊水穿刺吧。吃了饭可以吧？

D: 可以。因为就像我上次给你说过的，你的值处于临界点，羊水穿刺可以排除孩子可能会出现的问题。所以我建议你还是做一下。

(17) D: 门诊上也没时间吗？

P: 没时间，天天上班，今天都是偷偷跑出来的，药吃上好不了吗？

D: 药吃上能缓解，但慢性炎症不太那么容易好。就是，你的抵抗力下降，感冒呀都容易犯。（JNV3）

(18) D: 你现在打了几次？

P: 它好像是三周打一次。

D: 这好像一直就是比别人低一点。你前段时间发病了，现在看着好些了，但是相对于别人，你的还是低一点。你上次B超做了吧？ （JNV4）

上述诸例都属于扩展资源中的接纳意义。女医生通过运用接纳资源，暗含女医生的声音只是众多可能立场中的一个，留有与其他可能性对话的空间。如例（15）和（16）中的情态助动词"应该"、"可以"、表达建议的"我觉得"、"我建议"，以及例（17）和（18）中的"容易"、"好像"等词汇。上述诸例中的词汇语法资源都表示女医生所说的观点仅为众多可能立场中的一个，这样就将患者的意见考虑进来，能够最大限度地与患者建立一致关系。

总之，男医生通过使用很大比例的收缩资源压缩对话空间，如通过使用否认和公告，要么否定某一命题，将肯定立场纳入语篇，从而反对其他观点和立场，要么公开宣称自己观点的正确性，压缩对话空间，从很大程度上拒绝接受进一步的协商，承担更多的责任和义务，以较高的人际代价提出观点，强调命题的可靠性（梁海英，2014b：18）。而女医生既使用收缩资源承担一定的责任，同时也使用了扩展资源，承认其他观点的存在，开启较大的对话空间。

6.1.2 性别差异与收缩资源

在对男女医生收缩资源和扩展资源的总体使用差异进行分析的基础之上，我们对收缩资源内部的性别差异也进行了统计分析，男女医生收缩资源内部使用标准化频率和调整残差数据如图6-2和表6-3所示：

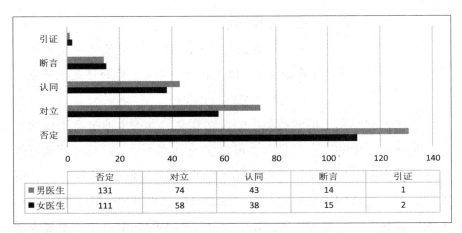

图 6-2　男女医生收缩资源标准化频率对比图（频次 /10000 字）

（卡方检验后，p=0.886，p>0.05，男女医生在收缩资源内部的使用中不存在显著差异。）

表 6-3　　　　　　　　男女医生收缩资源调整残差数据表

			收缩内部					合计
			否定	对立	认同	断言	引证	
性别	男医生	计数	131	74	43	14	1	263
		调整残差	.1	.6	−.2	−.6	−.7	
	女医生	计数	111	58	38	15	2	224
		调整残差	.0	−.6	.2	.6	.7	
合计		计数	242	132	81	29	3	487

　　卡方检验后（p=0.886，p>0.05），男女医生在收缩资源内部的选择中不存在显著差异。从表 6-3 可以看出，男女医生在收缩资源的五个次类中标准化残差绝对值都小于 1.96，男女医生在收缩资源内部的次类使用中都不存在显著差异。换言之，男女医生在收缩资源内部的使用中存在共同特征，即男女医生在收缩介入的运用中，使用了较为相似的收缩资源策略。从图 6-2 可以看出，男女医生使用频率最高的收缩资源为否定，其次为对立和认同，断言和引证资源使用频率较少。

　　首先，男女医生在五类收缩资源中使用频率最高的是否定。否定属于收缩资源中的否认。马丁和怀特指出否定不应被简单地看作肯定的逻辑对立面（Martin & White，2005：118），因为否定包含肯定的可能，而肯定只是指自己，因此，否定一个命题意味着将其肯定的对立面引入对话中，承认它，挑战它，所以否定比肯定负载更多的人际价值（Leech，1983；Fairclough，1992，转引自梁海英，2014b：17）。否定体现了语言交际的互动性，即说话人在否定一个命题时不仅相信该命题为假，而且认为听话人可能相信该命题为真（苗兴伟，2011：223）。否定的功能大致有两类：有时说话人把否定指向受众之外的第三方，表明与其观点相悖；有时否定针对潜在的受众，说话人将肯定范式投射到受众身上，然后以权威的身份给予纠正（岳颖，2011：32）。如：

（19）D：把胳膊举起来，再举高。肩周炎，你现在是颈肩综合症。
　　　　来，现在做梳头的动作。

　　　P：（病人抬不起胳膊）

　　　D：对呀，肩周炎解决不了，就梳不了头呀。来，抬胳膊。
　　　　（JN1）

（20）D：你看，你今天是抽四管血，你养狗养猫吗？

　　　P：不养。

　　　D：不养的话就不查TORCH了。我再给你说个问题。你看哦，
　　　　你是35岁，你是高龄孕妇哦。高龄孕妇的话，卵子在
　　　　你的体内时间也长，35岁了嘛。（JNV2）

（21）D：是这样子，我们认为，中药对甲亢的治疗来说，可以
　　　　治疗它兼有的并发症，兼有的症状，可以缓解。但是
　　　　要停西药，单纯的靠中药来治疗目前还不行。

　　　P：哦。

　　　D：你也别听信一些江湖郎中呀，这些游医们。这个病要
　　　　正规治疗。（XN4）

例（19）和（20）中医生使用了表达否定意义的词汇"不"，其功能是将肯定范式投射到受众身上，然后以权威的身份给予纠正。如

例（19）中，医生通过"不"的使用，将肯定的范式投射到患者身上，以权威的身份给予纠正，暗示"只有把肩周炎看好了才能做梳头的动作"；例（21）中医生所使用的表达否定意义的"别"的功能是把否定指向受众之外的第三方，表明与其观点相悖，医生在此例中使用的否定是指向患者之外的第三方"江湖郎中"，表明不同意第三方的观点。

第二，在医生所使用的收缩介入中，使用频率处于第二的收缩资源是对立。对立属于否认，对立指用一个命题来反对另一个可能出现而且是读者或听话人所预期的命题。说话人把人们通常所持的期待与信念投射到读者或听话人身上，表示与读者或听话人享有相同的立场。随着语篇展开，说话人调整读者或听话人预期，与其达成一致，结为联盟。在反对中，有两种相反的声音交织在一起，以一方的胜出而告终（岳颖，2011：32）。如：

(22) P：要是保守治疗的话是基本上都是哪些治疗呀？要是住院＝

D：＝住院治疗，这个理疗，牵引，你这个可以牵引，再就是出现这些抗炎止痛的药，嗯，四位一体，但是所有的保守治疗都只是缓解这个症状。

P：缓解完了以后还：：

D：嗯，我们通俗的讲，它这个根是除不了。（XN5）

(23) D：就胡到那个地方就行了，这是一个慢性溃疡，表面的一个慢性溃疡。

P：这个根子去不掉了？

D：如果按你的所述，除根非常麻烦，因为这个底下的话离骨头很近的，皮下组织很少的。你即使把它切掉的话，这个地方也不好长。听明白了没有？（JN5）

(24) D：＝（看片子）腰弯成这样了。腿麻？

P：早上起来腿麻，腿子一走就麻＝

D：现在我给你讲，现在只有一个办法，目前给你先保守，

带个腰围。 (JN1)

(25) D: 最后确定是盆腔结石吗?

P: 是。

D: 一般盆腔有结石，做过手术会损伤输卵管和内膜。这人间的事情真还不好说。小时候技术不发达的时候，怀不上孩子就是因为盆腔的问题，就是不知道。肚子有点胀气，胎心好着的哦。(JNV4)

例（22）—（23）是体现对立意义的典型形式，医生通过使用表达转折的连词"但"、"即使"，用一个命题来反对另一个可能出现而且是患者所预期的命题。随着语篇展开，医生调整患者预期，与其达成一致，结为联盟。如例（22）中，医生首先指出保守治疗的各种方式，然后通过转折，用另一个命题，即"保守治疗只能缓解症状"来代替可能出现，且患者所期待的命题，如"保守治疗能治愈所患疾病"。在例（22）和（23）中医生还用了表示程度对立的"只是"和"只"，表示比预期程度高，例（24）中也是如此。例（25）中加点的"就是"表示命题反驳，具有转折意义，相当于"但是"，强调对立意义。此处表达"怀不上孩子是因为盆腔的问题，但是不知道"。再如：

(26) D: 那你就住院吧，可能治起来方便些。

P: 就是就是。

D: 你看就是啊，现在没有床位，你先做检查，最多就两三天。(JN4)

(27) D: （听胎心）你今天去做个B超噢。本来38周的时候就应该做的。看一下这个胎位，还有看一下羊水。

P: 是不是看看胎位正着没?

D: 啥? 就是呀，就是看看羊水多少，胎位会不会转着。羊水多的话，胎位就容易转。还有一个就是看看孩子怎么样。因为你现在胎儿的头应该是在下面的。看看现在是什么样子的。(JNV4)

例（26）中的医生使用了"最多"，"至少"，"至多"、"最多"等属于程度性对立，兼有接纳意义和程度性对立意义，属于潜在的程度性对立（张冉冉，2015：51）。此类词既可以表示范围的不确定性，含有接纳意义，也可以从"强化"的角度体现程度性对立，表示比预期程度高或者低。例（27）中医生使用了"本来"，用于评价小句过程，由当前命题过程反对潜在的，与之相反或不一致的过程（张冉冉，2015：58）。医生通过"本来"反对"38周的时候没做"这一小句过程。

第三，在收缩介入中，医生主要通过否认类收缩介入压缩对话空间，而在收缩介入的公告次类中，医生主要使用了"认同"次类。认同涉及外部声源，并预设所引用命题的可靠性是真实可信的，从而文本使语言使用者与这一正确、有权威性的外部声音站在一起（王振华和路洋，2010：56）。通过认同这一对话策略，说话人强调语篇所呈现的价值与信念具有普遍性，因此交际双方的意见一致与结盟便成为理所当然的状态，那么持反对意见者在语篇当前的交际情景下也就成为少数，受到说话人声音与大众声音的排挤（梁海英，2014b：19）。如：

（28）D：再一个你还是要活动呢，你下肢可以活动量少一些，但你上肢要活动呢，平时你可以做做操呀，啥的。做个家务也是可以的，不能一直躺着。

P：我经常躺着。

D：当然不能一直躺着，躺着肉全都长身上了。再一个你肌肉萎缩了，生完孩子体质也差得很。起来吧。（JNV2）

（29）D：＝是什么扎过，还是受过外伤？

P：小的时候受过伤，但一直没犯过。

D：你看，这样子，你现在明显是感染，周围都红肿着，压上也那么疼。刚才压的疼吗？

P：疼的厉害。（JN5）

例（28）和（29）医生使用了表达认同意义的"当然"和"也"。"当然"、"明显"都含有"显而易见"的意义。医生通过此类语言

资源可以为自己建构一个理想的潜在听话者，进而与听话人患者实现
协商一致。再如：

（30）P：骨性关节炎是咋回事？

　　　D：骨性关节炎就是关节老了，就跟人老了一样，脸上开
　　　　　始长皱纹了。关节老了，软骨就没有了＝

　　　P：＝软骨就没有了。

　　　D：就退变了。刚开始变薄，变薄，最后就没有了。（XN1）

（31）P：这个能治好吗？

　　　D：能好能好啊，能好。我给你说医学上的这些，不同专
　　　　　业的人理解不了，何况你是根本没有学过医的，你明
　　　　　白了吧。我已经给你讲的很通俗啦，在这地方一个汶口。
　　　　　在这一个洞它相当于一把锁子，我们正常人是啥特点，
　　　　　它吃下去，这锁子嗖就打开了，它能自动合上并且能
　　　　　合上，比较紧，而你是这地方很松弛，就相当于锁的
　　　　　没劲，胃囊里的东西往食道反，就会有疼痛，你明白
　　　　　了吧？（XN3）

　　例（30）中的"和／跟……一样"属于衔接性认同，在会话中既
传递已知信息，又暗含新信息。此例中医生所使用的"跟人老了一样"
所传递的已知信息是"会长皱纹"，暗含的新信息是"关节和人老了
一样"软骨就没有了，通过"跟人老了一样"这一已知信息，医生与
患者共享已知信息，以此与患者达成一致。例（31）中的"何况"通
过递进连词进一步解释命题，指引患者对该命题持与医生相同的态度
和立场。

　　第四，在收缩介入中使用频率较少的资源是断言和引证。断言是
指说话人直接介入文本，充当明显负责任的话语来源，增加反对或质
疑话语的人际成本（王振华和路洋，2010：55）。如：

（32）D：你再不要推拿理疗了，推拿理疗对身体不好。因为治不了
　　　　　根吗。达不到医院的效果。你现在走路膝关节影响大吗？

    P：现在影响不太大。

    D：那你为什么要做手术呢？现在锻炼方式很多啊。关节
        千万不敢随便做。 （JN4）

（33）D：目前看你这，核磁上，从你核磁上看问题不大。

    P：问题不大？

    D：昂，现在最主要一个是腰背肌肉的一个损伤，腰背的
        劳损。 （XN5）

（34）D：这个看着像发育到六周左右的样子。但 B 超单上写的
        是 8 周。你出血了还是没出血？

    P：没有。

    D：关键是现在孕囊小的话，得看它的发育情况。你现在
        还是在打针是吗？ （XNV3）

    例（32）—（34）属于体现断言意义的语言资源。例（32）中医生使用了表达强度的词语"千万"，这一强度词往往突出说话人对命题或事件的确信程度，突出说话人对命题的主观评价和态度，具有不容置疑性。此例主要突出医生对命题的确定性和不容置疑性，即"患者不能随意锻炼"。例（33）中"最主要……是"，主要是通过最高级"最"突出人际功能，具有排他性。表明医生态度或立场的同时，隐性否定其他可能性，用于体现断言意义。例（34）中的"关键是"也属于此功能。

    引证是把命题或话语归于语篇之外的声音，运用引证资源与此命题来源的外部声音结盟，认为此命题是正确的，从而压制了不同或相反的立场，挤压了对话空间。引证资源强调了外部声音的有效性，一旦引用外部声音来支持自己的观点和立场，即拒绝协商（向平和肖德法，2009：25）。

（35）P：我想着我到北京了也一下子安顿不下来，我就想着先
        做个 B 超。

    D：行呢，因为胎心已经听见了。现在做 B 超也就只能看
        见孩子存活不存活，胎心已经表明孩子存活了。(JNV2)

（36）D：控制地还可以。现在，嗯。我今天看，如果早上看还
　　　　能再加上一次药。把早上的餐前餐后控制下来，我看
　　　　午餐的餐前餐后还可以。哦。

　　　　P：哦。

　　　　D：半夜也没有出现低血糖，这说明你这个通过药物还是
　　　　能控制下来的。（XN2）

例（35）—（36）属于体现引证意义的语言资源。例（35）中的"表明"和例（36）中的"说明"，主要是通过引证外部资源，通过上下文语境可以看出，此处医生引证的外部资源是"检查报告单"，通过引证检查报告单上的数据，医生运用此类引证资源与此命题来源的外部声音结盟，认为此命题是正确的，从而压制了不同或相反的立场，挤压了对话空间。

总之，在收缩资源的使用上，男女医生采用了相似的收缩介入资源压缩对话空间，医生主要使用的收缩介入资源为否定、对立和认同，较少使用的收缩介入资源是断言和引证。

6.1.3 性别差异与扩展资源

表6-2中列出了男女医生的扩展资源使用总量和比例，男女医生扩展资源使用标准化频率和调整残差数据表如图6-3和表6-4所示：

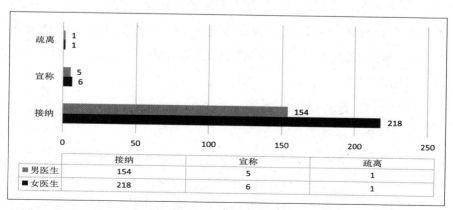

	接纳	宣称	疏离
男医生	154	5	1
女医生	218	6	1

图6-3　男女医生扩展资源标准化频率对比图（频次/10000字）

（卡方检验后，p=0.936，p>0.05，男女医生在扩展资源内部的使用中不存在显著差异。）

表 6-4 男女医生扩展资源调整残差数据表

			扩展资源			合计
			接纳	宣称	疏离	
性别	男医生	计数	154	5	1	160
		调整残差	-.3	.3	.2	
	女医生	计数	218	6	1	225
		调整残差	.3	-.3	-.2	
合计		计数	372	11	2	385

从图 6-3 和卡方检验的结果来看，男女医生在扩展资源的使用中不存在显著差异，表 6-4 调整残差数据表也显示，男女医生在扩展资源各次类的使用上不存在显著差异，即男女医生使用了相似的扩展资源。男女医生主要通过接纳资源承认其他声音的存在，扩大与患者的对话空间。

接纳是指文本的声音定位只是多种可能的定位之一，从而在不同程度上为这些可能性开启了对话的空间，也就是表明作者"接纳"这些不同的定位。这一功能常见于表示说话人对可能性作出判断的表达方式，如"may，might，could，perhaps，probably，it's likely that……，I think，I believe"等（王振华和路洋，2010：55）。从对话视角看，说话人承认自己的观点是主观、个人的看法，承认命题的可争议性，因此扩展了与不同意见的对话空间（梁海英，2014b：18）。如：

（37）D：这儿疼吗？ 21 岁，干啥工作呢？

P：还没工作呢。

D：先处理一下，给点药。目前腰椎的曲度有点大，但是做核磁，腰椎间盘好着，是风湿的一种，但具体是风湿的哪一种，目前可能还搞不清楚，但大概方向就是这样。 （JN1）

（38）D：两次都没查血压了，一会查一下血压哦。

P: 好的，上次检查脐带绕了一周，你说有没有可能再绕一周呀？

D: 有可能呀。有可能绕得多，有可能绕得少，绕两周的还是少一些。没事，哦。（JNV2）

例（37）和（38）中使用情态副词"可能"，使用情态词，言者一方面主张一种观点，另一方面也不排除他人对其所主张观点的支持、援引、排斥、反对，但所触发的声音来源是无定的（王振华和路洋，2010：52）。医生通过这一策略暗示命题只是多种可能的定位之一，从而开启了与患者的对话空间。再如：

（39）D: ＝抽到哪儿了？

P: 就这儿。

D: 椎间盘好像有问题。先躺下。这儿疼吗？

P: 这儿抽着一条，疼倒不是很疼。（JN2）

（40）D: 就说，35 岁以上的卵子它就老化了，老化了再和精子一结合容易以后染色体发生不分裂，容易发生二十一三体，十八三体，十三三体这些畸形。这些畸形呢生下的孩子是先天畸形。所有的孕妇都要做这个常见的染色体筛查。

P: 嗯嗯（JNV2）

例（39）和（40）中使用了"好像"和"容易"，表示相关内容是医生基于观察进行的推测，暗含存在其他的可能性。再如：

（41）D: 下不来有多长时间了？

P: 两个多月了。

D: 狭窄性腱鞘炎就是这样子哦，封闭治疗只对一部分人起作用，比如说，有十个人，六个人治好了，四个人治不好。但我还是建议先做封闭治疗，因为如果封闭针打不好的话，就做个小手术。

P: 哦哟，吓死了，那疼死了。（JNV1）

(42) D: 多长时间了？

　　　P: 三四天了，我想我以前有痛风呢。

　　　D: 跟以前疼得一样？ ＝

　　　P: ＝不一样。因为我吃过痛风的药以后不起作用。

　　　D: 你拍过片子没有？我感觉这次不是痛风，跟腱上说不定有增生呢。

　　　P: 没拍片子，也没碰，啥都没有。（JNV2）

　　例（41）—（42）中的"我建议"和"我感觉"属于建议句。建议句仅表达说话人自己的意见，暗含其他可能性的存在。再如：

(43) D: 空腹都比你前一阵好的多了::: 前一阵空腹都9.7, 9.8，是不是？接近10了，对吧？

　　　P: 就是。

　　　D: 现在往下走着呢，总体来说是个好事情。哦，后天能出院呢。（XNV2）

(44) D: 你复查的时候是所有项都复查清楚了吗？

　　　P: 嗯。

　　　D: 一般情况下，几乎是六个月一复查六个月一复查，因为的原因是切掉以后，一般是六个月就长起来了。

　　　P: 嗯::我就想吃点中药调一调。（XN3）

　　例（43）—（44）中的"总体来说"和"一般情况下"属于接纳性词组，暗含存在其他的可能性，开启了对话空间。医生通过使用上述表达接纳意义的词汇语法资源，暗含自身的观点仅为众多可能性之一，扩大了与患者的协商和对话空间。

　　医生在开启与患者的对话空间时，主要使用了接纳资源，而宣称和疏离使用的比例很少。宣称和疏离属于扩展介入中的归属次类。马丁和怀特（Martin & White, 2005）认为归属是作者把某一命题或话语归于语篇之外的声音，从而表现为许多声音中的一种，从而使语篇反映多种观点并变得更具对话性。宣称属于中性的归属，即命题源于外在声音，说话人没有明确表明立场。如：

（45）D：这片子拍的挺清楚的。

　　　P：应该没啥问题吧？

　　　D：肌腱支点拉伤了。

　　　P：是不是我最近练瑜伽呢？是不是和这个有关系？给我
　　　　　开的云南白药，肌腱？

　　　D：肌腱损伤，老百姓说叫筋，我们就叫肌腱。

（46）P：扎针会出问题吗？

　　　D：扎针没什么呀，不会有什么影响呀。所谓的椎间盘突
　　　　　出就是把髓核突出来了，现在从这个地方扎个针，把
　　　　　髓核打掉，这儿就是个空腔，这样突出就缩回去了。
　　　　　就是，扎个针就缩回去了。这就是个微创治疗。不扎针，
　　　　　那种隔山打牛的办法啦咱们没那种办法。

　　　P：按摩能缩回去吗？

　　　D：那缩不回去。（JN1）

　　例（45）—（46）是体现宣称意义的语言资源。如例（45）中的
"说"，表明外部声源相对中立的存在，仅指出所说命题属于外部资
源，并未明确表明对相关外部意见的态度，仅表示"老百姓"的观点，
未明确表明医生的态度。例（46）中的"所谓的"也表达宣称意义，
仅暗含第三方的"所谓的"观点，未对这一外部声源明确表明态度。

　　疏离是为了使发话者与信息来源保持距离，使文本声音拒绝为转
述内容承担责任的归属资源（王振华和路洋，2010：56）。作者使用
疏离，是为了使发话者与信息来源保持距离，使文本声音拒绝为转述
内容承担责任的归属资源。作者使用疏离，暗示语篇对所述命题不承
担任何责任，容许最大程度的对话扩展（Martin & White，2005：114；
转引自梁海英，2014b：20）。如：

（47）D：你在哪儿看的，说是在肝胆科看呢？

　　　P：在以前医院神经内科的时候说是来看看肝胆外科。

D：那不是，那是两码事。你在我们医院神经内科看过没有？

P：上次急诊在我们那儿的神经内科看过。（JN5）

（48）P：我是中风，这是前面人家给我开的＝

D：＝中风不能治，面瘫。这个东西哦，我们从来都不相信的，这是最不可能的。因为它从那个机器排查，什么伽马氨基丙酸呀，去甲（。。。胺），这不可能，它又不抽血。这不可能，这都是假的，好几百块钱呢。他给你说是中风了？

P：不是，我以前中过风。

D：你当时是哪儿不舒服？

P：脸抽了。

D：中风我们指的是脑血管病，脸抽是面瘫。（JNV5）

例（47）和（48）是体现疏离意义的语言资源。疏离是为了使发话者与信息来源保持距离，使文本声音拒绝为转述内容承担责任。上述两例中的"说"都是医生用于与信息来源保持距离的话语策略。（47）中医生在向患者询问"在哪儿看的说是在肝胆科看？"时，医生与其他医疗机构保持距离，与这一信息来源保持距离，不为其所作诊断负责。例（48）同理。

总之，在收缩资源的使用上，男女医生使用了相似的扩展资源，都使用了大比例的接纳，承认其他可能性的存在，而宣称和疏离则使用很少。

6.1.4 小结

通过上述分析可以看出，男女医生在评价系统的介入资源选择中主要存在以下特点：

● 男医生使用了更多的收缩资源，以较高的人际代价强调命题的正确性，限制其他声音的存在，压缩了与患者的对话空间；女医生在收缩资源和扩展的使用上较为均衡，既通过收缩资源的使用强调对医学知识的权威性，也通过大量扩展资源的使用，承认其他可能性的存在，协商性较高，扩展了与患者的对话空间。

● 在收缩资源内部的具体使用上，男女医生存在共性，使用了较大比例的否认、对立和认同，而断言和引证的使用比例较少。

● 在扩展资源内部的具体使用上，男女医生也存在相似之处，使用了大比例的接纳，而宣称和疏离的使用比例非常少。

综上所述，男女医生在利用介入资源建构人际意义个体化时，既存在差异，也存在共性。总体而言，男医生更加注重自身的权威性，体现在更多收缩资源的使用，而女医生既注重医生对医学知识的专业性和权威性，同时与患者的协商性较高，主要体现在较为均衡收缩资源和扩展资源的使用。从收缩资源和扩展资源内部的使用来看，男女医生在收缩资源中都使用了较多的否定、对立和认同，在扩展资源内部都使用了较多的接纳。

6.2 经验差异与介入资源的选择

本小节主要探讨经验型医生和新手型医生的介入资源使用差异及规律。

6.2.1 经验差异与介入资源选择的总体差异

表 6-5 列出了 10 名经验型医生和 10 名新手型医生的介入资源使用数据。

从表 6-5 中可以看出，经验型医生共使用 1593 频次的介入资源，标准化频率为 439，新手型医生使用了 1566 频次的介入资源，标准化频率为 434，方差分析之后（p=0.89，p>0.05），经验型医生和新手型医生在介入资源的总体使用上不存在显著差异，经验型医生和新手型医生都通过介入资源调节对各种命题的态度。

表 6-5　　　　　　　经验型医生和新手型医生介入资源使用总计表

介入资源类别			经验型医生			新手型医生		
			数量	所占比例（%）	标准化频率（频次/10000字）	数量	所占比例（%）	标准化频率（频次/10000字）
收缩	否认	否定	503	31.58	139	367	24.44	101
		对立	275	17.26	76	203	12.96	56
		认同	153	9.6	42	140	8.94	39
	公告	断言	55	3.45	15	49	3.13	14
		引证	5	0.31	1	3	0.19	1
	收缩小计		991	62.21	273	762	48.66	211
扩展	归属	接纳	579	36.35	160	778	49.68	219
		宣称	17	1.07	5	24	1.53	7
		疏离	6	0.38	2	2	0.13	1
	扩展小计		602	37.79	167	804	51.34	227

从介入资源内部来看，经验型医生和新手型医生收缩资源和扩展资源的具体使用标准化频率如图 6-4 所示：

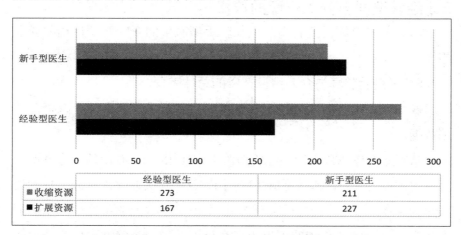

图 6-4　经验型医生和新手型医生收缩资源和扩展资源
标准化频率对比图（频次 /10000 字）

（卡方检验 p=0.000，p<0.05，经验型医生和新手型医生在介入资源的使用上存在显著差异。）

从图 6-4 可以看出，经验型医生和新手型医生在收缩资源和扩展资源的使用上存在显著差异（p<0.05）。经验型医生使用了更多的收缩资源，强调命题的可靠性，压缩对话空间，扩展资源较新手型医生的使用频率要少得多。如：

（49）D：（看片子）你看，整个腰椎都变形了。

　　　 P：我现在主要是背，背疼的厉害。

　　　 D：你看，所有的关节都变形了，但走路还可以。

　　　 P：还行。

　　　 D：不是腰椎关节变形，以后所有身体有关节的地方都会变形。现在吃什么药？吃激素药吗？

　　　 P：偶尔吃。（JN1）

（50）P：就是要是怀孕了，阴超能做出来吗？

　　　 D：应该可以呀，但是你月经不规律，排卵期也不规律，那时候没怀孕，不等于现在就没怀孕呀？

　　　 P：就是，那我今天晚上回去查一下。（JNV3）

（51）P：抽血哦。

　　　 D：哦哦，羊穿就要抽你的羊水呢哦。

　　　 P：就和上次抽血一样的 =

　　　 D：= 不是，化验的标本不一样，试剂不一样。（JNV5）

例（49）—（51）中，经验型医生使用了用于压缩对话空间的否定资源。在上述示例中，经验型医生通过使用"不"、"不是"、"没"等体现否定意义的词语来排斥潜在的可能意见。经验型医生还通过对立资源强调自己命题的正确性，否定之前可能存在的命题，如：

（52）D：那是更年期症状，你在那边住还有啥症状吗？

　　　 P：就是一点力气都没有，就是不知道咋回事？

　　　 D：潮热盗汗就是更年期的症状，头晕很多人都有，但是你得排除器质性的病变。（JNV3）

（53）D：你开车去武汉了，那太长了。

P: 是个项目，这与我长期开车有关系吗？

D: 有，但你现在这个腿不肿，脚后跟有问题，你这个是个踝骨高压症，踝骨高压症，哦。问题倒没有什么大问题。现在就是别太累，做个锻炼，看我给你教。（做示范）穿个软底子的鞋。 （JN2）

(54) D: 我想给你化验一下，抽个血化验一下。

　　 P: 害怕呢。

　　 D: 抽血还害怕？

　　 P: 检查一下放心些。

　　 D: 噢，都快半年了呀。你要是六月份的话不就快半年了。

　　　 （JNV3）

例（52）和（53）中，经验型医生使用了表达对立意义的"但"，用自身表达的观点来替换之前可能存在的观点。如例（52）中，医生通过使用"但是"，强调"应排除器质性的病变"，而否定了"这是更年期的症状，大多数人都有"这一观点。例（54）中，经验型医生使用了表达程度对立意义的"都"，强调比期望的程度要高。

除此之外，经验型医生也使用了认同这一压缩对话空间的策略，说话人强调语篇所呈现的价值与信念具有普遍性，因此交际双方的意见一致与结盟便成为理所当然的状态，那么持反对意见者在语篇当前的交际情景下也就成为少数，受到说话人声音与大众声音的排挤（梁海英，2014b：19）。如：

(55) P: 要把这个地方切开呢吗？

　　 D: 不，像胃镜一样，里面有个镜子，要在里面打个洞，把里面清理一下。 （JN2）

(56) D: 再一个你还是要活动呢，你下肢可以活动量少一些，但你上肢要活动呢，平时你可以做做操呀，啥的。做个家务也是可以的，不能一直躺着。

　　 P: 我经常躺着。 （JNV1）

　　例（55）中经验型医生使用的的"像……一样"属于衔接性认同，在会话中既传递已知信息，又暗含新信息。此例中医生所使用的"像胃镜一样"所传递的已知信息是"里面有个镜子"，传递的新信息是"在里面打个洞，把里面清理一下"，通过"像胃镜一样"这一已知信息，医生与患者共享已知信息，以此与患者达成一致。例（56）医生使用了表达认同意义的"也"。经验型医生通过此类语言资源可以为自己建构一个理想的潜在听话者，进而与听话人患者实现协商一致。

　　相比之下，新手型医生既利用收缩资源来强调命题的可靠性，承担一定的责任和义务，也同时使用扩展资源，承认其他观点存在，扩大对话空间，使语篇更开放，更包容。如新手型医生使用了较多的接纳资源，承认其他可能性的存在，扩展了对话空间。如：

（57）D：平时你可以去游泳，游泳对骨性关节炎是最好的。

　　　　P：哦。

　　　　D：有没有什么过敏的药物？

　　　　P：没发现。

　　　　D：没有哦。你看，这个药每天吃两次，一次吃一粒。两盒药差不多能吃两周。药吃完再来看。（XN1）

（58）D：有点晕你还不管。是这样的，血压高容易引起一些并发症，特别是心脑血管疾病。哦？

　　　　P：嗯。

　　　　D：你嘴唇怎么这么紫？

　　　　P：就是。

　　　　D：你要管的。血压高会引起心血管，脑血管，眼底，肾脏都会出现问题。最直接会引起生命危险的就是心脑血管疾病，很危险的，你要重视，要把血压量上，把降压药吃上。（XN4）

（59）D：具体日期上面写着呢，三周以后过来就可以了。

　　　　P：好的。

D：再一个，B超上看着好像有点脐绕颈，回去把胎动注
意着。（XNV5）

例（57）—（59）中新手型医生使用了表达接纳意义的情态动词"可
以"、"能"、"会"、"要"，一方面主张一种观点，另一方面也
不排除他人对其所主张观点的支持、援引，排斥和反对。医生通过这
一策略暗示命题只是多种可能的定位之一，从而开启了与患者的对话
空间。例（57）中新手医生还使用了表达接纳意义的接纳性词语"平时"，
暗含其他可能性的存在，此外，例（57）—（59）中新手型医生使用
了表达接纳意义的"差不多"、"好像"和"容易"，表示相关内容
是医生基于所观察到的患者的症状的推测，暗含存在其他的可能性。
再看以下示例：

（60）D：但是因为你白细胞低，他就配的这两种是吧？

P：嗯。

D：我觉得这个方案是合适的，可以接着再吃两周，再吃
两周就该复查甲功了＝（XN4）

（61）P：就按照您原来说的，做羊水穿刺吧。吃了饭可以吧？

D：可以。因为就像我上次给你说过的，你的值处于临界点，
羊水穿刺可以排除孩子可能会出现的问题。所以我建
议你还是做一下。（XNV3）

（62）P：早上睡起来，就这个胳膊会麻。

D：我建议你去拍个颈椎的片子我看一下。噢，明白吧？
这些症状还是跟颈椎有关系。（XN2）

D：你这个胎位不太正。你第一个孩子生下多重？

P：6斤3两。

D：我建议你要尽快做化验呢，免得你到时候生产的时候，
没有做检查，就成急诊了。到时候花的钱越多，还越
着急。（笑声），那就下次来的时候空腹，好吗？（XNV3）

例（60）—（62）中，新手型医生除了使用情态动词外，还使用

了表达接纳意义的建议句"我觉得"、"我建议",表明所说意见仅为医生的个人见解,暗含承认其他可能性的存在。通过上述示例可以看出,新手型医生通过使用较大比例的扩展资源,承认其他可能性的存在,语篇更为包容,开启了较大的对话空间。

6.2.2 经验差异与收缩资源

图 6-5 和表 6-6 显示了经验型医生和新手型医生在收缩资源内部的标准化频率和调整残差数据。

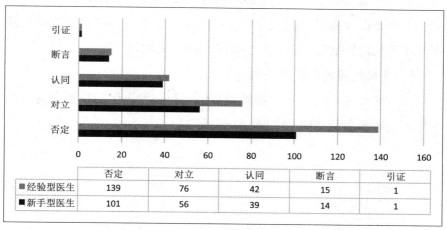

	否定	对立	认同	断言	引证
经验型医生	139	76	42	15	1
新手型医生	101	56	39	14	1

图 6-5 经验型医生和新手型医生收缩资源标准化频率对比图

(p=0.866,p>0.05,经验型医生和新手型医生在收缩资源内部的使用不存在显著差异。)

表 6-6   经验型医生和新手型医生收缩资源调整残差数据表

			收缩资源					合计
			否定	对立	认同	断言	引证	
工作经验	经验型医生	计数	139	76	42	15	1	273
		调整残差	.7	.3	−.9	−.5	−.2	
	新手型医生	计数	101	56	39	14	1	211
		调整残差	−.7	−.3	.9	.5	.2	
合计		计数	240	132	81	29	2	484

从图 6-5 和卡方检验的结果 p>0.05 可以看出，经验型医生和新手型医生在收缩介入资源的使用中不存在显著差异，表 6-6 中显示出经验型医生和新手型医生在各类收缩资源中的标准化残差绝对值都小于1.96，两类医生在各类收缩资源的使用上不存在显著差异，即经验型医生和新手型医生使用了相似的收缩介入策略。两类医生使用最多的收缩资源是否认中的否定和对立，其次为认同，使用频率很少的收缩资源为断言和引证。鉴于经验型医生和新手型医生的介入资源使用策略与上一节男女医生的介入资源使用策略具有共同特点，即本书的四类医生，男医生和女医生、经验型医生和新手型医生在收缩资源内部都使用了相似的策略，因此本小节将不再举例加以说明。

6.2.3 经验差异与扩展资源

图 6-6 和表 6-7 显示了经验型医生和新手型医生的扩展资源内部的标准化频率和调整残差数据。

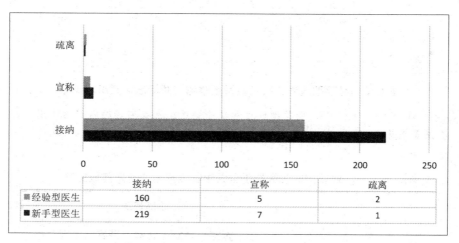

图 6-6 经验型医生和新手型医生扩展资源标准化
频率对比图（频次 /10000 字）

（卡方检验后 p=0.694，p>0.05，这表明经验型医生和新手型医生在扩展资源内部的使用上不存在显著差异。）

表 6-7　　　　经验型医生和新手型医生扩展资源调整残差数据表

			扩展资源			合计
			接纳	宣称	疏离	
工作经验	经验型医生	计数	160	5	2	167
		调整残差	-.3	.0	.9	
	新手型医生	计数	219	7	1	227
		调整残差	.3	.1	-.9	
合计		计数	379	12	3	394

从图 6-6 和卡方检验的结果 p>0.05 可以看出，经验型医生和新手型医生在扩展资源的使用上不存在显著差异，表 6-7 调整残差数据表进一步说明，两类医生在扩展资源的次类使用上不存在显著差异，即两类医生使用了相似的扩展资源。经验型医生和新手型医生都使用了更多的接纳，而宣称和疏离则使用很少。这一发现与男女医生在扩展资源的使用上存在相似性，此处不再举例加以说明。

6.2.4 小结

通过上述分析可以看出，经验型医生和新手型医生在评价系统的介入资源选择上体现出以下特点：

● 经验型医生使用了更多的收缩资源，强调命题的正确性，限制其他声音的存在，压缩了与患者的对话空间；新手型医生在收缩资源和扩展资源的使用上较为均衡，既通过收缩资源的使用强调对医学知识的权威性，也通过大量扩展资源的使用，承认其他可能性的存在，协商性较高，扩展了与患者的对话空间。

● 在收缩资源内部的使用上，经验型医生和新手型医生存在共性，使用了较多的否认、对立和认同，而断言和引证的使用频率较少。

● 在扩展资源内部的使用上，经验型医生和新手型医生也存在相似之处，使用了更多的接纳，而宣称和疏离的使用频率非常少。

综上所述，经验型医生和新手型医生在利用介入资源建构人际意义个体化时，既存在差异，也存在共性。总体而言，经验型医生更加注重自身的权威性，体现在更多收缩资源的使用，而新手型医生既注重医生对医学知识的专业性和权威性，同时也注重与患者的协商性，主要体现在较为均衡收缩资源和扩展资源的使用。从收缩资源和扩展资源内部的使用来看，经验型医生和新手型医生在收缩资源中都使用了较多的否定、对立和认同，在扩展资源内部都使用了较多的接纳。

6.3 讨论

系统功能语言学研究的任务在于揭示人们是如何根据社会文化语境在语言系统中通过意义潜势的选择来实现各种功能的（苗兴伟，1998：26）。社会文化语境影响语言的选择或使用，而语言选择体现、并同时建构社会文化语境（Halliday，1978；Martin，1997）。语言的选择与使用不仅体现或建构社会现实（construction of reality），而且还体现说话者对社会现实的价值取向（orientation to reality）（Hodge & Kress，1993）。换言之，语言的选择与使用不仅是对社会事件的重新语境化（recontextualization）的过程，而且是对社会事件及其参与者进行评价的过程（Caldas-Coulthard，2003，转引自黄莹，2006：42）。本书中医生介入资源的使用也是对社会语境的反映，医生通过不同介入资源的使用，或对听话人留有商讨的空间，或更加强调自身观点的正确性，与听话人的协商度较低。不同变量的医生通过不同介入资源的使用，反映了不同医生所处的社会语境的差异性，如在医生亚文化群体中所处的职位，其主体地位，即性别身份的差异等。从医生介入资源的具体使用来看，我们发现两类变量的医生，即男女医生，以及经验型和新手型医生在收缩和扩展资源的总体使用中存在显著差异。男医生和经验型医生都使用了更多的收缩资源，强调命题可靠性，收缩对话空间，而扩展资源的使用频率要低于女医生和新手型医生；女医生和新手型医生在收缩资源和扩展资源的使用上较为均衡。既通过收缩资源，强调命题的可靠性，也通过较多的扩展资源，承认其他可能性的存在，扩展了对话空间。但是在收缩资源和扩展资源内部，四类医生的使用策略具有共同特征。医生在收缩资源中使用较多的是否认中的否定和对立，以及认同，断言和引证使用较少；而在扩展资源中，医生主要通过接纳承认其他可能性的存在，扩展了对话空间，而宣称和疏离使用很少。

上述发现可以说明，女医生和新手型医生的话语更具协商性，而男医生和经验型医生的话语更具权威性。但是从医生的收缩和扩展资源的内部策略来看，四类医生具有共同特征，这也与医患会话所属的机构会话的特征紧密相关。医患会话的主要特征是医生通过对患者病情的询问，向患者提供相应的信息，给出相应的治疗方案。因此，在对患者病情做出判断时，会在"是"与"否"之间加以判断，这也使得医生会使用较多的否认和对立资源表达医生的相应判断。同时，如在告知患者病情或治疗方案时，会有多种可能性，因此医生会使用较多的接纳承认其他的可能性。相比之下，由于医患会话中主要的会话对象为医生和患者，由于会话时间的限制，医生在大多数情况下直接向患者告知信息，且由于医生在医学知识方面的具有权威者的优势，因此外部声源的纳入较为有限，这也是宣称和疏离使用较少的原因所在。

本书对介入资源的分析使我们更为清晰地看出医生在介入资源使用中的规律，即医生在医患会话中使用比例和频率较高的收缩和扩展资源策略。通过本书的分析之后发现，医生在与患者进行交际时，在介入系统收缩资源的选择来看，医生更倾向于使用否定、对立和认同资源来压缩与患者的对话空间，在扩展资源的选择来看，医生主要使用大量的扩展资源，如大量情态动词、建议句等词汇语法资源，用以承认其他观点的可能性，体现对话性的本质。这一发现有助于我们深入了解医患机构会话中医生的介入资源使用策略。我们将医生使用比例较高的介入资源策略加以归纳总结，以期对今后医患机构会话的研究提供相应的借鉴。医生具体介入资源使用策略如表6-8所示：

表6-8　　　　　　　　医患会话中医生介入资源使用策略

介入资源使用策略		描述	示例
收缩介入	否定	对某种意见的排斥。	"这不是胆囊也不是阑尾，这是肠功能紊乱。"
	对立	用某种观点替换或取代之前可能存在的意见。	"但是所有的保守治疗都只是缓解这个症状。"
	认同	说话者与潜在听话者在某一方具有共识。	"你现在明显是感染，周围都红肿着。"
扩展介入	接纳	说话者的声音只是众多可能立场中的一个，留有与其他可能性对话的空间。	"羊水穿刺可以排除孩子可能会出现的问题。"

　　总之，医生在与患者的对话中，主要采用否定和对立，以及认同承认命题的可靠性，压缩对话空间，而在与患者开启对话空间时，主要使用了接纳，承认其他命题存在的可能性。

　　从有利于建构和谐医患关系的角度而言，女医生和新手型医生使用了较多的扩展资源，承认自己的观点为众多可能性的一种，凸显对其他观点的容忍程度，协商性更高。因此，医生在与患者的交际中，应使用较多的扩展资源，注重于患者的协商性，尽量关注患者的参与程度。

　　需要指出的是，从性别和工作差异的纵向比较来看，男医生和经验型医生在介入资源的使用上具有相似之处，都使用了较多的收缩资源，以较高的人际代价强调对命题的确定性，压缩了对话空间；而女医生和新手型医生收缩资源和扩展资源的使用频率较为均衡，既通过收缩资源强调作为医生对医学知识的权威性，也利用扩展资源承认的可能性，扩展与患者的对话空间。在收缩资源和扩展资源内部，四类医生的使用策略较为相似。为了分析的完整性和客观性，我们对使用相似介入资源策略的男医生和经验型医生、女医生和新手型医生分别进行了横向对比，卡方检验的数据表明，男医生和经验型医生、女医生和新手型医生在介入资源的总体使用上均不存在显著差异。正如在上一章人际意义建构的语气资源讨论部分所述，男医生和经验型医生、女医生和新手型医生在介入资源的总体使用上存在相似之处，这也暗含了某一次类的医生在与其他类医生进行整体比较时，会呈现出不同的整体趋势。如当 5 名经验型女医生与 5 名新手型女医生总计作为女医生，与男医生比较时，由于 5 名新手型女医生扩展资源的使用比例更高，使得 5 名经验型女医生呈现出女医生的介入资源使用总体趋势，即收缩资源和扩展资源的使用比例较为均衡。而当 5 名经验型女医生与 5 名经验型男医生总计作为经验型医生，与新手型医生进行比较时，由于 5 名经验型男医生的收缩资源使用频率很高，促使 5 名经验型女医生作为女医生介入资源的使用趋势不再凸显，而总体呈现出收缩资源使用较高的趋势，这主要是源于经验型女医生与其他次类的医生总体统计之后，会呈现出不同群体的总体趋势。本书仅以性别和工作经验作为两个单独变量，通过分析不同社会因素，即不同的社会语境对医生在语言内部选择上的制约关系，来探讨医生人际意义个体化建构的过程，进一步从个体化理论的视角对其进行阐释，并对个体化理论加以发展。

第 7 章 个体化意义与医生
个体化身份建构

在第五章和第六章中，我们详细描述了医生的人际意义个体化建构特点。本章我们将以第五章医生人际意义个体化建构的语气资源和第六章医生人际意义个体化建构的评价资源作为语言资源，以本书提出的身份建构分析框架为理论依据，深入分析医生的个体化身份建构，探讨个体化身份差异的社会根源。

7.1 性别差异与医生个体化身份建构

本书的第一个独立变量是性别差异，本小节主要探讨基于男女医生在人际意义建构上体现出的个体化差异，其个体化身份建构的特征。

7.1.1 性别差异与医生个体化意群

在对医生个体化身份进行分类研究之前，我们首先根据第三章分析框架中提出的意群概念，以第五章和第六章对语气系统和评价系统的分析结果为依据，深入了解医生从宏观上在人际意义中所体现的意群，及其所隐含的身份特征。通过对男女医生语气系统和评价系统的语言资源选择进行系统分析之后，我们发现男医生在人际意义选择上体现出特定的倾向性，并构成一种集合，如图 7-1 所示：

如图 7-1 所示，从语气系统的祈使句的选择、高量值的语气词和不包含患者的主语的选择，在评价系统中的高比例的收缩资源，如体现否定和对立意义的选择，都体现出男医生人际意义的倾向性，男医生在医患会话中更加注重自身的权威性。

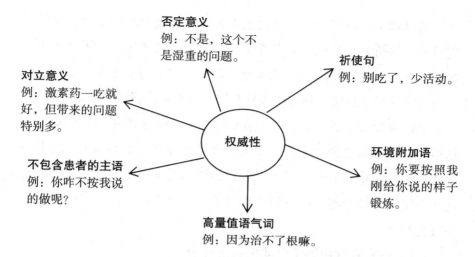

图 7-1　男医生人际意义建构意群图

与男医生相比，女医生在人际意义的建构中也形成一个意群，主要注重与患者的协商性。如图 7-2 所示：

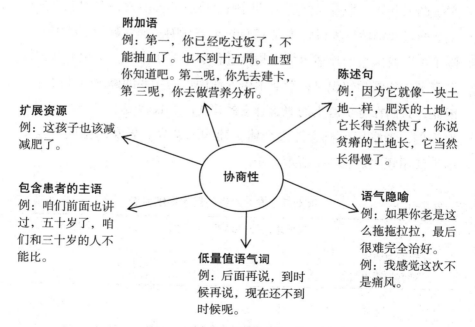

图 7-2　女医生人际意义建构意群图

通过图 7-2 可以看出，女医生在人际意义资源的使用上，包括语气系统和评价系统的选择上形成了一个集合，这些选择的集合表明了女医生在人际资源使用上的总体意义倾向，即在与患者会话中，开启了与患者的对话空间，具有协商性，更加注重与患者的结盟。

上述男女医生的意群选择为我们分析男女医生的身份特征提供了依据。即从人际意义上来看，女医生更具协商性，更加注重与患者的交流，更加注重患者的参与。以下我们将以男女医生人际意义的意群选择为依据，结合本书的身份建构分析图，分析医生因性别差异形成的身份特征。

7.1.2 性别差异与医生个体化身份建构

为了更为全面地分析医生的个体化身份建构，我们借鉴合法化语码理论的分析方法，除了了解医生的人际意义个体化建构差异，还需结合概念意义的建构差异，进行更为深入的分析。系统功能语言学的概念意义主要指的是语言反映客观世界和主观世界中所发生的事、所牵扯的人和物，以及与之有关的时间、地点环境因素，在词汇语法层主要通过及物性过程得以体现（Halliday，1994；胡壮麟等，2005）。除了可以对医生诊疗话语的及物性过程加以分析之外，医生在建构概念意义，如医学知识时，专业术语的使用也是主要的体现方式之一。因此，我们在分析医生的概念意义的建构时，仅以专业术语的使用频率为例，考察医生概念意义个体化建构的差异。男女医生的专业术语[①]使用频率如表 7-1 所示：

表 7-1　　　　　　　　　男女医生专业术语使用频率细目表

医生代称	专业术语使用频率（频次）	小计
经验型男医生一	40	
经验型男医生二	43	

---

① 本研究仅以医生诊疗话语中所出现的专业术语作为体现概念意义的方式。本研究所统计的医生使用的专业术语主要包括疾病名称、医学检查名称及药物名称等。

续表

经验型男医生三	33	
经验型男医生四	21	
经验型男医生五	37	
新手型男医生一	27	309
新手型男医生二	22	
新手型男医生三	23	
新手型男医生四	32	
新手型男医生五	31	
经验型女医生一	39	
经验型女医生二	42	
经验型女医生三	20	
经验型女医生四	51	
经验型女医生五	60	335
新手型女医生一	27	
新手型女医生二	17	
新手型女医生三	27	
新手型女医生四	15	
新手型女医生五	37	

　　表 7-1 中列举了 10 名男医生和 10 名女医生的专业术语使用频次及总计数据。20 名医生共使用 644 频次的专业术语,男医生使用 309 次,标准化频率为 89,女医生使用 335 次,标准化频率为 89。通过单因素方差分析[①]之后,F(1,18)=.24,p=0.63;p>0.05,男女医生在专业术语的使用中不存在显著差异。由于机构会话的语类特征,医生在机构会话中,主要通过向患者传递医学知识,告知患者病情和治疗方案,因此医生的话语本身具有专业性。因此,在建构男女医生身份建构拓

---

　　① 男女医生专业术语使用频次通过SPSS正态检验后符合正态分布,p>0.05,可以进行单因素方差分析。

扑图时，男女医生都通过专业术语的使用体现医生的专业性。

从表7-1中可以看出，男女医生在专业术语的使用频率中不存在显著差异，男女医生都通过专业术语的使用体现医生的专业性。简言之，男女医生都注重专业性，但女医生在注重专业性的同时，也注重与患者的协商性，如图7-2女医生的意群图可以看出。因此，男女医生所建构的身份拓扑图如图7-3所示：

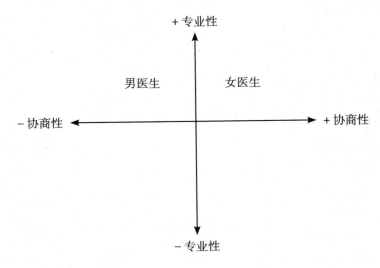

图 7-3　男女医生身份建构拓扑图

从图7-3可以看出，男女医生在横轴表示的人际意义的协商性上处于不同的位置，男医生的协商性较弱，处于较左端的位置，女医生的协商性较强，处于较右端的位置。而从纵轴表示的概念意义的专业性上来看，男女医生处于较为相似的位置。男女医生都具有专业性，因此男女医生都处于专业性靠上方的位置。但是需要指出的是，上述男女医生的身份建构拓扑图仅为在医生亚文化群体中的相对位置，此图主要用于说明，男女医生在专业性和协商性两个维度上的相对位置，旨在揭示两类医生的区别性身份特征。简而言之，从上述男女医生的身份建构拓扑图可以看出，男女医生在医生群体中的身份特征存在差异，男医生更加注重专业性，但与患者的协商性不高，较高的专业性体现为男医生诊疗话语中专业术语的使用，较低的协商性体现为语气系统中的大量祈使句、高量值语气词和不包含患者的主语的使用，评价系统中高频率的收缩资源使用等。而女医生的既注重专业性，也注重与患者的协商性。专业性体现为专业术语的使用，较高的协商性体现为语气系统中较多的陈述句、连接附加语、低量值的语气词、包含患者的主语选择，以及评价系统中较多扩展资源的使用等。

另外值得一提的是，男女医生的身份差异也体现在男女医生在医患会话中的打断现象上。从表5-2中可以看出，男女医生打断患者的频次都为10次，但男医生被患者打断的频次为16，而女医生被患者打断的频次为29次，这也进一步暗示，患者在与女医生的会话中，参与程度更高，面对患者的打断，女医生的容忍度更高。这也说明了相比男医生而言，女医生对患者的容忍度更高，与患者的协商性高于男医生。

7.2 经验差异与医生个体化身份建构

在医生所处的医生亚文化群体中，因医生的工作经验差异，也会体现出不同的人际意义资源的选择，形成不同的人际意义意群，并构成不同的身份特征。

7.2.1 经验差异与医生个体化意群

工作经验的差异会影响医生的人际意义选择，因此，从经验差异来看，经验型医生体现的身份特征与男医生的身份特征有所相似，都较为注重权威性，但其具体人际意义资源的使用上却有所不同。经验型医生意群如图7-4所示：

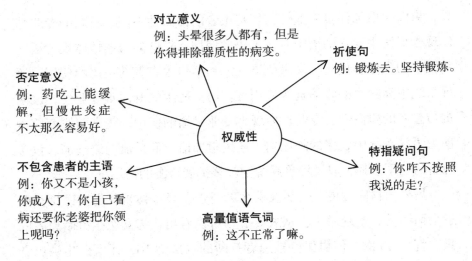

图7-4　经验型医生人际意义建构意群图

从图7-4中可以看出，经验型医生更加注重权威性，如从祈使句、特指疑问句、不含患者的主语、更多的收缩资源，如体现否定和对立意义的使用中，都体现出经验型医生更加注重自身的权威，对患者的关注度不够。

相比之下，新手型医生所体现的身份特征与女医生的身份特征有所相似，较为注重与患者的协商性，但其人际意义的选择又与女医生有所不同，主要是通过更多疑问句，零句、低量值语气词等方面加以体现，其意群选择如图7-5所示：

如图7-5所示，新手型医生在人际意义的选择上形成的意群，主要特征为注重协商性的语义特征，具体体现为在语气系统中大量疑问句、零句、低量值的语气词，包含患者的主语，以及评价系统中大量扩展资源的使用等。

上述经验型医生和新手型医生的人际意义意群图可以让我们清晰地看出因工作经验差异形成的两类医生人际意义的差异及具体体现，以下我们将以经验型和新手型医生的人际意义意群特征为依据，结合两类医生专业术语的使用频率，探讨两类医生的个体化身份建构。

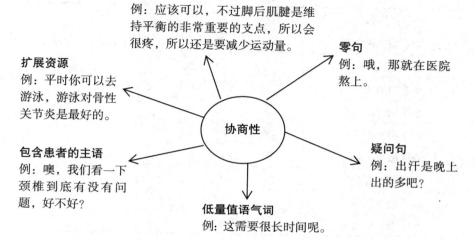

连接附加语
例：应该可以，不过脚后肌腱是维持平衡的非常重要的支点，所以会很疼，所以还是要减少运动量。

零句
例：哦，那就在医院熬上。

扩展资源
例：平时你可以去游泳，游泳对骨性关节炎是最好的。

协商性

疑问句
例：出汗是晚上出的多吧？

包含患者的主语
例：噢，我们看一下颈椎到底有没有问题，好不好？

低量值语气词
例：这需要很长时间呢。

图 7-5 新手型医生人际意义建构意群图

7.2.2 经验差异与医生个体化身份建构

为了分析经验型医生和新手型医生由专业性所体现的概念意义，我们将 10 名经验型医生和 10 名新手型医生的专业术语使用频率进行了统计，具体数据如表 7-2 所示：

表 7-2　　经验型医生和新手型医生专业术语使用频率细目表

医生代称	专业术语使用频率（频次）	小计
经验型男医生一	40	
经验型男医生二	43	
经验型男医生三	33	
经验型男医生四	21	
经验型男医生五	37	
经验型女医生一	39	386
经验型女医生二	42	
经验型女医生三	20	
经验型女医生四	51	
经验型女医生五	60	

续表

新手型男医生一	27	
新手型男医生二	22	
新手型男医生三	23	
新手型男医生四	32	
新手型男医生五	31	258
新手型女医生一	27	
新手型女医生二	17	
新手型女医生三	27	
新手型女医生四	15	
新手型女医生五	37	

从上表可以看出，10 名经验型医生和 10 名新手型医生共使用 644 频次的专业术语，其中经验型男医生的专业术语使用频次为 386，标准化频率为 106，新手型医生为 258，标准化频率为 72。单因素方差分析 [1] 的结果为，$F_{(1,18)} = 8.445$，$p=0.009$，$p<0.05$，经验型医生和新手型医生在专业术语的使用上存在显著差异，经验型医生比新手型医生使用了更多的专业术语，专业性较强。结合本书的身份建构分析框架，经验型医生和新手型医生的身份建构拓扑图如图 7-6 所示：

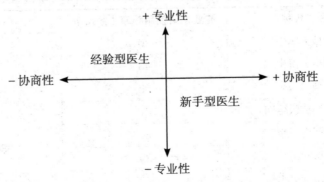

图 7-6　经验型医生和新手型医生身份建构拓扑图

---

① 经验型医生和新手型医生专业术语使用频次通过SPSS正态检验后符合正态分布，p>0.05，可以进行单因素方差分析。

如图 7-6 所示，经验型医生和新手型医生在医生群体中所处的位置不同，从专业性来看，经验型医生和新手型医生在专业术语的使用上存在显著差异，因此经验型医生比新手型医生的专业性更高，处于纵轴较上端的位置，而新手型医生的专业术语使用比例在本书的四类医生中处于最低，相对而言，新手型医生的专业性较低，处于纵轴较下端的位置。新手型医生专业术语使用率低的原因之一可能是由于缺乏工作经验，还未能将学习的医学方面的理论知识与临床实践相结合，对患者的病情未给出及时的判断。从协商性来看，正如两类医生人际意义意群差异所显示的，新手型医生的协商性较高，处于横轴靠右端的位置，而经验型医生的协商性较低，处于横轴靠左端的位置。从上图中可以看出，经验型医生更加注重专业性，但协商性不高，而新手型医生专业性不高，但更加注重协商性。

除此之外，经验型医生和新手型医生的身份特征也体现在医患会话的打断现象上。从表 5-8 可以看出，经验型医生打断患者的次数为19 次，而新手型医生仅打断患者 1 次；在被患者打断方面，经验型医生被患者打断 14 次，而新手型医生被患者打断 31 次。从打断来看，经验型医生更加注重从自身出发，强调自身作为权威者的角色，对患者的关照度不及新手型医生。相比之下，新手型医生更加注重患者对会话所起的积极作用，给予患者表达自己观点的话语权。

在此需要说明的是，我们在分析身份建构时，将性别和工作经验看做两个单独的变量加以分析，即单独考虑因性别差异而形成的人际意义个体化差异，并由此形成的个体化身份差异，以及因工作经验差异形成的人际意义个体化差异，由此形成的个体化身份差异。如果同时考虑两种变量对医生个体化意义的影响，我们还需通过主因子分析、回归分析和路径分析等数据统计的方法，进行进一步的研究。这也是我们今后研究中需要进一步深入探讨的内容。正如伯恩斯坦所强调的（参见 Bernstein，1996；Bernstein & Solomon，1999），各种不同的社会支配原则（如阶级、性别、经济、种族等）相互竞逐，而形成一个主流的支配形式。因此，在将两个变量同时进行考虑的同时，我们还需进一步深入分析哪种变量处于主流支配形式，即形成个体化身份的主流原因。鉴于本书变量的局限性，我们仅单独分析性别个体化意义建构和经验个体化意义建构，以及相应的个体化身份建构。

7.3 个体身份差异与符号资源的分配

在本书中，我们基于个体化理论和合法化语码理论，对医生人际意义的个体化建构进行了深入分析，并以医生的人际意义建构为语言资源对医生的个体化身份建构进行了分类研究，从医生身份建构拓扑图可以看出，不同的医生所建构的身份具有不同的特征。这种身份建构的差异可以通过个体化理论的资源分配视角进行阐释。

个体化理论的资源分配视角是个体化过程，探讨社会符号资源如何分配给个体，从而使其身份得以建构（汤斌，2014：43）。伯恩斯坦（Bernstein，1999：159-160）指出，社会符号资源的分配是个体从"集体意库"获取语义资源形成"个体意库"的过程。个体意库之间既共享一些核心特征，又存在着差异。造成个体意库差异的一个主要原因是社会符号资源的不平衡分配。根据个体化理论，资源分配视角属于个体化理论自上而下的视角，从文化、主体身份、亚文化再到个体身份，社会符号资源会按照不同的社会、文化、亚文化群体中所形成的身份分配到个体，进而形成了个体化身份的差异。因此，社会文化身份的差别是导致社会符号资源（语义资源、识读资源等）不平衡分配的根本原因。本书所研究的医生个体化身份的差异也与个体所拥有的不同社会文化身份紧密相关。在个体化自上而下资源分配视角中，在宏观的社会语境下，向下分配就出现了主体身份，主体身份主要是指由性别、宗教信仰、或意识形态而形成的身份，本书所研究的医生性别身份差异就是源于主体性别身份的差异。在对男女医生的语气系统和评价系统进行细致的分析之后，男女医生表现出的身份特征受到了主体性别身份的影响。例如，在语气系统中，女医生在语气类型上，使用的零句、陈述句较多，且在陈述句的内容上，更多使用类比，或口语性的话语，以便使患者更易理解；女医生使用更多的语气隐喻和低量值的语气词，语气较为委婉；女医生使用了更多的连接附加语和语气附加语，更加注重话语的连贯性，且更多使用程度副词等，这些语言特征都符合女性身份的特征——女性更加注重话语的连贯、使用程度副词，语气更为委婉等（参见白解红，2000；戴炜栋，1983；许力生，1997）；在评价系统中，女医生比男医生使用了更大比例的扩展资源，为潜在的不同观点留有商讨空间，调节对所说命题的责任，降低话语的强加性，用于建立更为轻松和谐的会话氛围，这也与女性的身份特征一致，女性在会话中女性比较注意听者的反应与参与（许力生，1997：43）。与女医生相比，男医生所体现出的身份特征也符合男医生所属的男性主体身份特征，即"有权势的风格（powerful style）"（许力生，1997）。在会话中有较强的控制欲望，不像女性更加关注听话者的反应和参与，只注重别人听自己讲等特征。比如，在语气系统中，男医生大量祈使句、高量值的语气词，以及不包含患者的主语都表明男医生更加注重自身的权威性，较少开启与患者的对话空间。在评价系统中，男医生使用更大比例的收缩资源，以较高的人际代价提出观点，强调命题的可靠性，承担更多的责任和义务，压缩与患者的对话空间。

在个体化资源分配视角中，在文化语境中，形成了主体身份，再向下分配至亚文化群体，而在亚文化群体内部，由于个体在亚文化群体中所承担的角色差异，如其所处的群体地位，经验差异等，最终形成个体身份的差异。因此，由于在亚文化群体中工作经验的差异，不同医生在医生所处的亚文化群体中，拥有不同的身份地位，进而体现出不同的身份特征。换言之，医生在体现性别主体身份的同时，在下一个次等级的亚文化群体中，因其工作经验等形成了其所处的群体地位和承担的作用存在差异，并进一步制约语言内部的选择。例如，在语气系统中，经验型医生使用了更大比例的祈使句，使用了较大比例的高量值语气词，表明经验型医生更加注重自身通过工作经验积累的权威性；在评价系统中，经验型医生使用了更大比例的收缩资源，压缩对话空间，同样强调自身的权威性，以告知患者信息为主。相比之下，新手型医生在语气系统和评价系统中，更加注重与患者的交流，使用了较少比例的祈使句，更大比例的低量值语气词，更多的疑问句、零句，以及更大比例的扩展资源。经验型医生和新手型医生的身份特征差异都与医生在所处亚文化群体中的地位和身份特征相一致。

　　总之，在医生亚文化群体中，不同变量的医生的身份特征都受到资源分配视角中不同层级的影响，如从性别差异来看，医生群体中所形成的性别身份受到了上一层级主体身份的制约。从经验差异来看，因医生工作经验的差异，不同医生在医生群体中所处的地位和作用存在差异，进而建构出不同的身份特征。因此，个体化资源分配视角能较为全面地揭示个体身份形成的过程。

第8章 结论

本书以系统功能语言学个体化理论中的资源分配为研究视角，以语言使用者为中心，探讨了从文化意库向个体意库分配时医生人际意义个体化建构过程，及语言内部的具体体现，并以语言资源为依据，分析医生的个体化身份建构。以下是本书的主要研究发现和贡献，以及研究中存在的不足及未来的研究方向。

8.1 本书的主要发现

目前系统功能语言学的个体化研究处于起步阶段，对语言使用者的关注相对较少，本书从语言使用者的视角出发，探讨了语言使用者在相同或相似的情景语境，不同的社会语境下语言使用上存在的差异，及其具体的语言内部的体现，包括语义差异，以及词汇语法体现形式。本书主要从个体化自上而下的资源分配视角来探讨医患会话中医生诊疗话语的人际意义个体化建构，探讨文化意库向个体意库分配时的个体化差异及其语言内部的体现方式。

首先从医生人际意义个体化建构的语气资源选择来看，通过对 20 位医生 104,825 字的医患会话语料进行详细分析后，我们归纳了医生语气系统人际意义个体化建构及其具体体现方式。医生性别差异的具体表现为：1）从语气类型来看，男医生使用了更多的祈使句，体现自身的权威，而女医生使用更多的陈述句，且从陈述句的内容来看，女医生使用了较多的类比，口语化的语言，关注患者的理解程度；2）女医生使用了更多的非一致式的祈使语气，如通过陈述小句和疑问小句的使用，来降低祈使句所具有的强加性；3）女医生使用更多的低

201

量值的语气词，具有较低的强加性；4）女医生使用更多的连接附加语，更加注重话语的连贯性，以及患者的理解；5）女医生使用较多的表示程度的语气附加语，体现情感的参与度；6）女医生使用了更多的包含患者的主语，更加关注患者的参与程度。医生工作经验差异的具体表现为：1）经验型医生使用了更高比例的祈使句，体现自身的权威，而新手型医生使用了更多的疑问句和零句，期待患者的参与，且承认和赞同患者对话语的贡献作用；2）新手型医生在疑问句内部使用了较多的一般是非问句，且在句末多使用低量值的语气词，在得到患者回答之后，会采用重复患者话语的策略对患者加以反馈，而经验型医生使用了更多的特指问句，期待患者对所需信息加以补充；3）新手型医生使用了更大比例的连接附加语，注重话语的衔接，关照患者的理解程度；4）在语气词的使用中，经验型医生使用了更大比例的高量值的语气词，更加强调命题的确定性，而新手型医生使用了更大比例的低量值的语气词，对话语的强加性最弱，考虑到患者的可接受性；5）新手型医生使用了更多的包含患者的主语，拉近了与患者的距离。在对医生语气系统个体化意义建构分析之后，我们总结出了有利于与患者建立和谐医患关系的语气系统使用策略，包括疑问句、零句、连接附加语、低量值语气词、包含患者的主语的选择。

其次，从医生人际意义个体化建构的评价资源选择来看，我们主要分析了医生介入资源的个体化选择差异。医生介入资源性别差异的具体表现为：1）男医生使用了更多的收缩资源，以较高的人际代价提出观点，强调命题的可靠性，强调自身的权威性，压缩了与患者的对话空间，而女医生在收缩资源和扩展资源的使用上较为均衡，既使用收缩资源强调命题的正确性，又使用扩展资源，尤其是大量的接纳资源的使用，承认存在其他的可能性，更加注重向患者开启对话空间；2）从收缩资源内部来看，男女医生所使用的收缩资源策略具有共同特征，两类医生都使用了较大比例的否定和对立资源，在公告中使用了较大比例的认同资源，而断言和引证资源的使用比例很少；3）在扩展资源的使用中，男女医生的使用策略也存在共同特征，两类医生都使用了很大比例的接纳资源，承认其他可能性的存在，而宣称和疏离资源的使用很少。由工作经验差异产生的医生介入资源使用差异具体体现为：1）经验型医生使用了更大比例的收缩资源，强调命题的可靠性和所承担的责任，压缩了对话空间，而新手型医生对收缩资源和扩展资源的使用比例较为均衡。既使用收缩资源，强调对所说命题承担的责任，强调命题的可靠性，又使用扩展资源，承认所说命题只是众多可能性之一，暗含其他可能性的存在，扩展了对话空间；2）从收缩资源内部来看，经验型医生和新手型医生的使用策略具有共同特征，都使用了较大比例的否定、对立和认同，而断言和引证使用较少；3）从扩展资源内部来看，经验型医生和新手型医生使用了相似的扩展资源类型，都使用了很大比例的接纳，承认其他可能性的存在，而宣称和疏离资源使用比例很少。在对医生介入资源个体化差异分析的基础之上，我们总结出了医生介入资源使用的规律性特征。即在医生与患者的会话过程中，医生倾向于使用否定、对立和认同来强调命题的可靠性，压缩对话空间。在扩大与患者对话空间方面，医生倾向于使用接纳，承认命题存在多种可能性，容忍其他声音的存在。

第三，基于上述医生的人际意义个体化建构，我们借鉴合法化语码理论中的专门性研究和意群概念，深入分析了不同医生的个体化身份建构。我们以人际意义为横轴，以概念意义为纵轴，分析了因两种变量形成的医生身份差异。在医生的性别身份建构方面，男医生在人际意义的选择中形成了特定的意群，即更加注重权威性，压缩与患者的对话空间，而女医生的意群选择表明女医生关注患者的参与程度和理解程度，更加具有协商性，因此，从横轴所代表的协商性来看，男医生处于靠左端的位置，协商性不强，而女医生处于靠右方的位置，协商性较强。而从体现专业性的专业术语使用来看，男女医生都通过专业术语的使用体现专业性，因此，在代表专业性的纵轴上，男女医生都处于靠上的位置。结合专业性和协商性的特征，男女医生在身份建构拓扑图中处于不同的位置，男医生处于身份建构图的左上位置，即注重专业性，协商性较低，女医生处于右上位置，既注重专业性，又注重协商性。在因经验差异形成的医生身份建构方面，经验型医生在人际意义的意群的特征为注重自身的权威性，而新手型医生的意群特征为专业性较低，更加注重协商性。因此在身份建构拓扑图中也处于不同的位置，经验型医生处于左上的位置，专业性较高，协商性较低，而新手型医生处于右下的位置，专业性较低，协商性较高。

医生个体化意义的选择和个体化身份的形成都可以通过个体化理论的资源分配视角加以阐释。从文化意库到个体意库的分配会受到不同社会文化身份的制约，在群体中，个体既共享一些核心资源，又存在差异，这些差异从根本上源于社会符号资源的不平衡分配。

8.2 本书的主要贡献

本书的主要贡献首先体现在对个体化理论的发展上。个体化理论是系统功能语言学继体现化、实例化提出的新的层级关系，主要是以语言使用者为中心，探讨语言使用者个体与群体之间的相互关系。本书在回顾了系统功能语言学语言使用者视角的研究，提出了以语言使用者为视角的系统功能语言学层次化模式，将语言使用者纳入进语境层，较为全面地解释了当语言使用者在相似的情景语境、不同的社会语境，由社会符号资源分配的不平衡形成的个体化语码取向对语言内部的制约关系。这一模式的建构将个体化理论与系统功能语言学的整体体现化框架相融合，既考虑到了语言使用者的语言使用的体现化过程，也考虑到了语言使用者的个体语码取向对语言使用的制约。个体化理论是一种双向关系，既可以探讨自下而上的亲和关系，也可以探讨自上而下的资源分配视角。而个体化本身是一种渐进关系。在本书中所涉及的自上而下的资源分配视角就是一种渐进关系。目前个体化研究对自上而下资源分配视角的研究还处于起步阶段，各个渐变维度之间的关系，各个维度包含的内容还不明确，具体的研究主要集中在马丁对澳大利亚青少年恢复性司法会议中犯法青少年的身份建构研究，以及韩茹凯的语码变异研究，而从较为系统的视角探讨资源分配的渐进关系的研究还较少。本书从资源分配视角出发，以马丁建构的个体化理论框架为基础，将个体语码取向和语言纳入到自上而下的资源分配理论框架之中，提出了更为详细的资源分配理论框架。语言使用者从最顶端的文化语境开始，至主体身份，再到亚文化群体后，不同语言使用者由于社会符号资源分配的不平衡形成个体化的语码取向，进而体现在语言内部的语义选择上，进一步由词汇语法层加以体现，最终建构出个体化的身份。本书建构的个体化自上而下分配视角的理论框架，进一步阐明了从文化，至主体身份、亚文化而形成的个体语码取向，以及与语言内部的制约关系，以及个体化身份的形成过程。本框架可以解释个体化身份差异的根源，如通过分析各个渐变系之间的相互关系，进一步阐释个体化身份建构的社会动因，如个体语码取向形成的原因是由主体身份或个体在群体中所处的地位和职位制约而形成的。因此本书的资源分配理论框架可以更为全面地解释个体与群体之间的相互关系、个体语码形成的社会动因、个体语码取向对语言内部选择的制约，以及个体化身份的建构过程和个体化身份形成的社会动因。

其次，本书的身份建构研究分析框架扩展了目前身份话语建构研究的视野。本书借鉴合法化语码理论中专门性研究，以及意群的概念，建构出用于体现个体在群体所处位置的身份建构分析框架。目前的身份话语建构研究主要探讨群体身份，或个体身份，但在群体内部中的个体化身份建构，及个体在群体中所处的位置的研究还不多，本书的分析框架有助于探讨个体与群体身份之间的动态关系，而不是趋同性关系。如在本书中，因工作经验差异，经验型医生和新手型医生在医生亚文化群体中处于不同的位置，根据系统功能语言学的人际意义和概念意义综合建构的分析框架，基于语言内部的使用差异，能更为客观地了解两类医生在亚文化群体中所处的位置。

第三，本书从系统功能语言学个体化理论出发对医患会话的研究，为医患会话研究提供了新的研究视角。本书分析了医患会话中医生诊疗话语的人际意义个体化建构，利用系统功能语言学人际意义建构分析框架，较为详细地揭示了不同变量的医生人际意义个体化建构的特点，并基于个体化理论和本书提出的身份建构模型对不同变量的医生的个体化身份进行了探讨。在此基础上，从个体化理论本身对个体化身份建构的动因进行了深入的分析。本书既从宏观上考察了社会因素与语言的关系，又从微观上对语言的具体使用，特别是语义和词汇语法层的语言使用进行了较为详细的描述。

第四，本书对人际意义建构的分析较为详细。本书在自建的语料库基础上，通过定性和定量的研究方法，较为详细地分析了不同变量的医生在词汇语法层的语气系统和语义层的评价系统的人际意义个体化差异。从词汇语法层的语气系统来看，本书结合汉语的语气特点，较为详细地分析了不同变量的医生在小句类型、附加语、语气词、主语等方面的差异。在语义层的评价系统中，我们较为详细地分析了介入资源的总体差异，收缩资源和扩展资源的内部差异等。

8.3 本书的不足之处

由于本书是对个体化理论自上而下资源分配视角的探索性研究，本书存在以下不足之处：1）本书仅关注了医生因性别和工作经验而形成的个体化意义建构过程，影响医生语言使用的社会因素有很多，例如家庭背景、教育程度、经济状况等。鉴于本书属于个体化的探索性研究，我们仅分析了性别和工作经验两个独立变量对医生人际意义个体化建构的影响，且在对两个独立变量进行分析之后我们发现，不同类别的医生之间在某些人际意义个体化资源选择上出现交叉现象。尽管我们对性别和工作经验差异又进行了进一步的横向对比，但仍需在今后的研究中扩大语料的容量，通过主因子分析、交互作用及路径分析等数据统计方法，进一步验证医生人际意义个体化形成的主要社会因素。本书主要是以医患会话中医生诊疗话语的人际意义个体化建构为例，对个体化理论及身份建构研究加以发展，并提出较为实际的，操作性较强的分析框架和步骤。2）我们的研究发现主要基于 20 名医生的医患会话语料，语料大小存在一定的限制，因此研究发现不一定能代表因性别和经验差异所形成的个体化意义建构的普遍规律；3）医生话语会因患者的差异而形成不同的特点，本书仅关注了医生的话语及身份建构，未关注因患者差异而形成的医生话语的差异。尽管我们对患者进行了一定的筛选，但是患者对医生话语的影响需在今后的研究中做更为深入地探讨；4）本书所选择的医生来自不同的科室，其医患会话从概念意义上差异巨大，但由于本书主要关注医患会话中的人际意义，不同科室的医生在与患者在医患关系上存在共性，即在人际意义的建构上存在共性。在今后的研究中可以进一步探讨不同科室医患会话中医生概念意义建构的差异性；5）本书着重于分析个体化理论自上而下资源分配视角中的亚文化群体中不同类别语言使用者的语言使用规律性差异和身份建构特征，未从亚文化群体和个体之间的交互关系进行更为深入的探讨，今后的研究可以探讨群体身份特征和个体身份特征之间的关系；6）在分析医生个体化身份建构时，我们所建构的身份建构图主要是依据本书的人际意义的具体特点和专业术语的频率的统计为依据，其在医生群体中所处的位置仅为相对的位置，而不是统计学意义上的精确位置，这也是本书的局限之处。

8.4 未来的研究方向

系统功能语言学的个体化理论使我们进一步认识到将语言使用者纳入进系统功能语言学的分析框架的重要性。以语言使用者为主的系统功能语言学理论框架为我们提供了研究语言使用者的宏观视角。然而，由于个体化研究刚刚起步，其研究范围、研究范式和具体的研究方法都有待进一步发展。

具体而言，就理论框架而言，今后的研究需要从理论上更为深入地探讨个体化理论的渐进式关系，如对文化、主流身份、亚文化及个体这些渐变维度所涵盖的具体范围及它们之间的相互关系、渐进式关系与语言的关系，渐进式关系与系统功能语言学的文化语境和情景语境之间的关系等。在分析框架方面，目前自下而上的亲和关系视角主要有奈特（Knight，2010）的分析框架，但其主要的分析方法仅通过耦合和联结的方式进行分析，需要对该分析框架的可行性和全面性进行更为深入地验证和扩展，而对于自上而下的分析框架，目前主要是以韩茹凯提出的语义变异为主，以及马丁自上而下的资源分配渐进关系为理论指导，但具体的分析方法还需在今后的研究中进一步完善，本书属于对这一领域的探索，但由于研究的局限性，本书仅分析了个体化的人际意义建构，还需进一步结合个体化理论，系统功能语言学，以及通过跨学科的方式探讨概念意义以及语篇意义的个体化建构分析框架。如结合合法化语码理论的语义性研究探讨个体化概念意义的研究，通过语义密度和语义引力，进一步分析概念意义的个体化建构。

从研究内容上，目前个体化亲和关系视角研究主要是关注个体与群体亲和关系的建立过程，但从群体及亚文化群体至主流身份的研究则鲜有涉及，我们认为可以结合批评话语分析或积极话语分析深入探讨群体与主流身份之间的关系；而自上而下资源分配视角研究主要探讨个体身份的案例研究，对亚文化群体中个体身份的规律性研究则很少，本书属于对这一领域的探索，试图通过自然语料探讨亚文化群体中因性别和经验造成的个体化意义差异及身份建构。但由于本书的样本数量限制，今后的研究需要更为全面地分析亚文化群体中不同社会文化因素的影响下个体化意义的具体建构，进一步探讨亚文化群体与主流身份之间的相互作用。

从个体化研究的语篇类型看，研究者主要关注口语语篇中的亲和关系和个体身份建构，包括日常会话、司法会议中的犯法青少年的个体化意义研究。本书主要探讨了医患会话中的医生个体化意义研究。今后的研究需对更多语篇类型进行研究，如演讲语篇、新闻语篇、学术语篇作者身份的个体化意义研究等。

　　就医患会话研究本身而言，当前的研究主要从会话分析、语用学等视角分析医患的权利不平等关系，从个体化视角分析的研究较少，本书的研究可以扩展机构会话的研究内容，医患会话研究还可以进一步从个体化视角进行更为深入和全面的研究，如可以探讨医生话语中医生如何与权威建立亲和关系，医生如何与患者建立亲和关系，不同社会因素影响下的医生话语的个体化意义建构；从患者视角出发的亲和关系和资源分配视角等研究。

　　总之，随着以语言使用者为中心的个体化理论的进一步发展，系统功能语言学的研究视野将进一步拓展，我们对语言使用、语言使用者和社会语境之间关系的了解也将更为深入，这将有助于系统功能语言学的长足发展。

参考文献

Adegbite, W. (1995). The structure of texts from herbalist–client encounters in Yoruba traditional medicine. *Text*, 15(2), 271–297.

Adegbite, W. & Odebunmi, A. (2006). Discourse tact in doctor–patient interactions in English: an analysis of diagnosis in medical communication in Nigeria. *Nordic Journal of African Studies*, 15(4): 499–519.

Ainsworth–Vaughn, N. (1998). *Claiming Power in Doctor-patient Talk*. Oxford: Oxford University Press.

Ainsworth, S. & Hardy, C. (2004). Critical discourse analysis and identity: why bother? *Critical Discourse Studies*, (2): 225–259.

Antaki, C. & Widdicombe, S. (eds.). (1998). *Identities in Talk*. London: Sage.

Armstrong, E. M. and Mortensen, L. (2006) Everyday talk: its role in assessment and treatment for individuals with aphasia. *Brain Injury*, 7(3): 175–89.

Armstrong, E. M., Mortensen, L., Byng, S. et al. (2006). Communicating in aphasia group therapy. Paper presented at *Speech Pathology Association of Australia National Conference*, Fremantle.

Atkinson, J. M. (1992). Displaying neutrality: formal aspects of informal court proceedings. In P. Drew & J. Heritage (eds.), *Talk at Work: Interaction in Institutional Settings* (pp. 199–211). Cambridge: Cambridge University Press.

Axelson, E. (2007). Vocatives: a double–edged strategy in intercultural discourse among graduate studies. *Pragmatics*, 17(1): 95–122.

Bamberg, M. (2003). Positioning with Davie Hogan: stories, tellings, and identities. In C. Daiute and C. Lightfoot (eds.), *Narrative Analysis: Studying the Development of Individuals in Society* (pp135–157). London: Sage.

Bednarek, M. & Martin, J.R. (eds.). (2010). *New Discourse on Language*. New York and London: Continuum.

Benwell, B. & Stoke, E. (2006). *Discourse and Identity*. Edinburgh: Edinburgh University Press.

Bernstein, B. (1964). Elaborated and restricted codes: their social origins and some consequences. *American Anthropologist*, 66(6): 55–69.

Bernstein, B. (1971). *Class, Codes and Control 1: Theoretical Studies towards a Sociology of Language*. London: Routledge & Kegan Paul.

Bernstein. B. (1999). Vertical and horizontal discourse: an essay. *British Journal of Sociology of Education*, 20(2): 157–173.

Bernstein, B. (1996/2000). *Pedagogy, Symbolic Control and Identity: Theory, Research, Critique*. Lanham: Rowman & Littlefield Publishers.

Bernstein, B. & Solomon, J. (1999). 'Pedagogy, identity and the construction of a theory of symbolic control': Basil Bernstein questioned by Joseph Solomon. *British Journal of Education*, 20(2): 265–279.

Butler, J. (1990). *Gender Trouble: Feminism and the Subversion of Identity*. New York: Routledge.

Bylund, C. (2001). *Empathic Communication in the Physician–patient Encounter*. Unpublished Ph. D. Dissertation in Northwestern University.

Bylund, C. & Makoul, G. (2002). Empathic communication and gender in the physician–patient encounter. *Patient Education and Counseling*, 48(3): 207–216.

Caldas–Coulthard, C.R. (2003). Cross–cultural representation of "otherness" in media discourse. In G. Wesiss & R. Wodak (eds.), *Critical Discourse Analysis: Theory and Interdisciplinarity* (pp272–296). New York: Palgrave Macmillan.

Caldwell, D. (2010). Making meter mean: identity and affiliation in the rap music of Kanye West. In M. Bednarek & J. R. Martin (eds.), *New discourse on language* (pp59–79). New York/London: Continuum.

Černý, M. (2004). *Some notes on the role of questions and answers in doctor–patient conversation*. Philologica. Net.

Clifton, J. & Mieroop, D. (2010). 'Doing' ethos—a discursive approach to the strategic deployment and negotiation of identities in meetings. *Journal of Pragmatics*, 42(9): 2449–2461.

Coates, J. (1986). *Women, Men and Language*. London: Longman.

Cohen, I. (2011). *The Expression of Schizophrenia through Interpersonal Systems at the Level of Discourse Semantics*. Unpublished Ph. D. Dissertation in Bar–Ilan University.

Cordella, M. (2004). *The Dynamic Consultation: A Discourse Analytical Study of Doctor–patient Communication*. Amsterdam: John Benjamins Publishing Company.

Coulthard, M. & Ashby, M. (1975). Talking with the doctor. *Journal of Communication*, (25): 140–147.

Coupland, J. R. & Coupland, D. (1994). Frame negotiation in doctor–elderly patient consultations. *Discourse and Society*, 5(1):89–124.

Culler, J. (1967). *Saussure*. Fontana: Fontana Press.

Davies, B. & R. Harré. (1990). Positioning: the discursive production of selves. *Journal for the Theory of Social Behaviour*, 20(1): 43–63.

Davis, K. (1988). *Power under the Microscope*. Dordrecht: Foris Publications.

Dawson, M., Gifford, S. & Amezquita, R. (2000). ¿Dónde hay doctor?: folk and cosmopolitan medicine for sexual health among Chilean women living in Australia. *Culture, Health and Sexuality*, 2(1): 51–68.

de Silva, J. H., Slade, D., Bateson, D. et al. (2015). Patient–centered discourse in sexual and reproductive health consultations. *Discourse & Communication*, 9(3): 275–292.

Drew, P. & Heritage, J. (1992). Analyzing talk at work: an introduction. In P. Drew & J. Heritage (eds.), *Talk at Work: Interaction in Institutional Settings* (pp3–65). Cambridge: Cambridge University Press.

Eakins, B. W. & Eakins, R. G. (1978). *Sex Differences in Human Communication*. Boston: Houghton Mifflin.

Edelsky, C. (1981). Who's got the floor? *Language in Society*, (10): 384– 421.

Eggins, S. & Slade, D. (2004). *Analysing Casual Conversation*. London: Equinox.

Eide, H., Frankel R., Haaversen, A. et al. (2004). Listening for feeling: identifying and coding empathic and potential empathic opportunities in medical dialogues. *Patient Educaion and Counseling*, 54(3): 291–297.

Fairclough, N. L. (ed.). (1992). *Critical Language Awareness*. London: Longman.

Fairclough, N. (2003). *Analysing Discourse: Textual Analysis for Social Research*. London: Routledge.

Fina, A. D., Schiffrin, D. & Bamberg, M. (eds.). (2006). *Discourse and Identity*. Cambridge: Cambridge University Press.

Firth, J. R. (1950). Personality and language in society. *The Sociological Review*, 42(1): 37–52.

Gafaranga, J. & Britten, N. (2004). Formulation in general practice consultations. Text, 24(2): 147–170.

Gu Y. G. (1996). Doctor–patient interaction as goal–directed discourse. *Asian–Pacific Communication*, 7(3): 156–176.

Gu Y. G. (1997). Five ways of handling a bedpan: a tripartite approach to workplace discourse. *Text*, 7(4): 457–475.

Gumperz, J. (1968). The speech community, In D. L. Sills (ed.), *International Encyclopedia of the Social Sciences* (pp381–386), New York: Macmillan.

Halliday, M. A. K. (1964). The users and uses of language. In M. A. K. Halliday (ed.), *The Linguistic Sciences and Language Teaching* (pp75–110). London: Longman.

Halliday, M. A. K. (1978). *Language as Social Semiotic: the Social Interpretation of Language and Meaning*. London: Edward Arnold. Reprinted by Foreign Language Teaching and Research in 2001.

Halliday, M. A. K. (1994). *An Introduction to Functional Grammar*. (2nd edn.). London: Edward Arnold.

Halliday, M. A. K. (1998). On the grammar of pain. *Functions of Language*, 5(1), 1–32.

Halliday, M. A. K. (2008). *Complementarities in Language*. Beijing: Commercial Press.

Halliday, M. A. K. & Hasan, R. (1985). *Language, Context and Text: Aspects of Language in a Social–semiotic Perspective*. Victoria: Deakin University Press.

Halliday, M. A. K. & Matthiessen, C. M. I. M. (2004.). *An introduction to functional grammar*. (3rd edn.). London: Edward Arnold.

Halliday, M. A. K. & McDonald, E. (2004). Metafunctional profile of the grammar of Chinese. In A. Caffarel, J. R. Martin & C. M. I. M. Mattiessen (eds.), *Language Typology: A Functional Perspective*. (pp305–396) Amsterdam/Philadelphia: Benjamins.

Harris, K. L., Palazzolo, K.E. & Savage, M. W. (2012). I'm not sexist, but …: how ideological dilemmas reinforce sexism in talk about intimate partner violence. *Discourse & Society*, 23(6): 643–656.

Hasan, R. (1983). *A Semantic Network for the Analysis of Messages in Everyday Talk between Mothers and Their Children*. Unpublished Ph. D. Dissertation in Macquarie University. Reprinted in Hasan, 2005.

Hasan, R. (1989). Semantic variation and sociolinguistics. *Australian Journal of Linguistics*, (9): 221–276. Reprinted in Hasan(Vol. 2)(pp180–230), 2009.

Hasan, R. (1990). A sociolinguistic interpretation of everyday talk between mothers and children. In M. A. K. Halliday, J. Gibbons & H. Nicholas (eds.), *Learning, Keeping and Using Language* (Vol. 1) (pp67–99) Amsterdam: John Benjamins. Reprinted in Hasan(Vol. 2) (pp75–118), 2009.

Hasan, R. (1996). Ways of saying: ways of meaning. In C. Cloran, D. Butt & G. Williams (eds.), *Ways of Saying: Ways of Meaning: Selected Papers of Ruqaiya Hasan*. London: Cassell. Reprinted in Hasan(Vol. 1) (pp215–227), 2005.

Hasan, R. (1999). Society, language and the mind: the meta–dialogism of Basil Bernstein's theory. In F. Christie (ed.), *Pedagogy and the Shaping of Consciousness: Linguistic and Social Processes* (pp10–30). London and New York: Continuum.

Hasan, R. (2004). Reading picture reading: a study in ideology and inference. In J. A. Foley (ed.), *Language, Education and Discourse: Functional Approaches*. London: Continuum. Reprinted in Hasan(Vol. 1) (pp228–255), 2005.

Hasan, R. (2005). Language, society and consciousness. In J. Webster. (ed.), *The Collected Works of Ruqaiya Hasan*(Vol. 2). London: Equinox.

Hasan, R. (2007). Semantic networks: the description of linguistic meaning in SFL. In R. Hasan, C. M. I. M. Matthiessen & J. Webster (eds.), *Continuing Discourse on Language: a Functional Perspective* (Vol. 2) (pp697–738). London: Equinox.

Hasan, R. (2009). Semantic variation: meaning in society and sociolinguistics. In J. Webster (ed.), *The Collected Works of Ruqaiya Hasan* (Vol.2). London: Equinox.

Helman, C. G. (1994). *Culture, Health and Illness: An Introduction for Health Professionals* (3rd edn.). Oxford: Butterworth–Heinemann.

Heritage, J. (2011). The interaction order and clinical practice: some observations on dysfunctions and action steps, *Patient Education and Counseling*, 84(3): 338–343.

Heritage, J. & Robinson, J. (2006). The structure of patients' presenting concerns: physicians' opening questions. *Health Communication*, 19(2): 89–102.

Higgins，C. (2007). Constructing membership in the in–group: affiliation and resistance among urban Tanzanians. *Pragmatics*, 17(1) : 49–70.

Hobgood, C. D., Riviello, R. J. & Hamilton, G. (2002). Assessment of communication and interpersonal skills competences. *Academic Emergency Medicine*, 9(11): 1257–1269.

Hodge, B & Kress, G. (1993). *Language as Ideology*. London & New York: Routledge.

Hudson, R. A. (2000). *Sociolinguistics*. Beijing: Foreign Language Teaching and Research Press.

Ibrahim, Y. (2001). Doctor and patient questions as a measure of doctor–centeredness in UAE hospitals. *English for Specific Purposes*, (20): 331–344.

Jiang, J. (1999). The use of maxims for cooperation in Chinese medical interviews. *Health Communication*, 11(3): 215–222.

Knight, N.K. (2010). Wrinkling complexity: concepts of identity and affiliation in humor. In M. Bednarek & J. R. Martin (eds.), *New Discourse on Language* (pp35–58). New York and London: Continuum.

Körner, H. (2010). Negotiating treatment for hepatitis C: interpersonal alignment in the clinical encounter. *Health*, 14(3): 272–291.

Körner, H., Mao, L., Kidd, M.R. et al. (2011). Discourse of depression of Australian general practitioners working with gay men. *Qualitative Health Research*, 21(8): 1051–1064.

Labov, W. (1972). *Language in the Inner City: Studies in the Black English Vernacular*. Philadelphia: University of Pennsylvania Press.

Labov, W. (1978). Where does the sociolinguistic variable stop? a response to Beatriz Lavandera. *Language in Society*, (7): 171–182.

Leech, G. N. (1983). *Principals of Pragmatics*. London: Longman.

Lehtinen, E. & Kaariainen, H. (2005). Doctor's expertise and managing discrepant information from other sources in genetic counseling: a conversation analytic perspective. *Journal of Genetic Counseling*, 14(6): 435–451.

Li, E. S. H. (2007). *A Systemic Functional Grammar of Chinese*. London: Continuum.

Luria, A.R. (1976).*Cognitive Development: Its Cultural and Social Foundations*. Cambridge, Massachusetts: Harvard University Press.

MacManus, J. (2009). The ideology of patient information leaflets: a diachronic study. *Discourse & Communication,* 3(1): 27–56.

Martin, J. R. (1997). Analysing genre: functional parameters. In F. Christie & J. R. Martin (eds.), *Genre and Institutions: Social Processes in the Workplace and School* (pp3–39). London: Cassell.

Martin, J. R. (2000). Beyond exchange: appraisal systems in English . In S. Hunston &G. Thompson (eds.). *Evaluation in Text: Authorial Stance and the Construction of Discourse* (pp 142–175). Oxford: Oxford University Press.

Martin, J. R. (2006). Genre, ideology and intertextuality: a systemic functional perspective. *Linguistics and the Human Sciences*, 2(2): 275–298.

Martin, J. R. (2008). Innocence: realisation, instantiation and individuation in a Botswanan town. In M. N. Knight & A. Mahboob (eds.), *Questioning Linguistics* (pp27–54). Cambridge: Cambridge Scholars Publishing.

Martin, J. R. (2009). *Realisation, instantiation and individuation: some thoughts on identity in youth justice conferencing*. Beijing: 36th International Conference of Systemic Functional Linguistics.

Martin, J. R. (2010). Semantic variation: modeling realization, instantiation and individuation in social semiosis. In M. Bednarek & J. R. Martin (eds.), *New Discourse on Language* (pp1–34). New York/London: Continuum.

Martin, J. R. (2014). Forensic linguistics. In. Wang, Z.H. (ed.), *The Collected Works of J.R. Martin*. (Vol. 8). Shanghai: Shanghai Jiao Tong University.

Martin, J. R. & Rose, D. (2003). *Working with Discourse: Meaning beyond the Clause*. London/New York: Continuum.

Martin, J. R. & White, P. R. R. (2005). *The Language of Evaluation: Appraisal in English*. New York: Palgrave Macmillan. Reprinted by Foreign Language Teaching and Research Press, 2008.

Martin, J. R. & Zappavigna, M. (2013). Youth justice conferencing: ceremonial redress. *International Journal of Law, Language & Discourse*, (3): 103–142.

Martin, J.R., Zappavigna, M., Dwyer, P. et al. (2013). Users in uses of language: embodied identity in youth justice conferencing. *Text & Talk*, 33 (4–5): 467–496.

Mathers, M. (2005). Some evidence for distinctive language use by children with attention deficit hyperactivity disorder. *Clinical Linguistics and Phonetics*, 19(3): 215–225.

Maton, K. (2007). Knowledge–knower structures in intellectual and educational fields. In F. Christie and J. R. Martin (eds.). *Language, Knowledge and Pedagogy* (pp87–108). London:

Continuum.

Maton, K. (2014). *Knowledge and Knower: Towards a Realist Sociology of Education.* New York and London: Routledge.

Matthiessen, C. M. I. M. (2007). The "architecture" of language according to systemic functional theory: Developments since the 1970s. In R. Hasan, C.M.I.M. Matthiessen & J. Webster (eds.), *Continuing Discourse on Language: A Functional Perspective* (Vol. 2) (pp505–562). London: Equinox.

Matthiessen, C. M. I. M. (2013). Applying systemic functional linguistics in healthcare contexts. *Text & Talk*, 33 (4–5): 437–467.

Maynard, D. (1992). On clinicians co–implicating recipients' perspective in the delivery of diagnostic news. In P. Drew & J. Heritage (eds.), *Talk at Work: Interaction in Institutional Settings* (pp331–358). New York: Cambridge.

McKenzie, P. (2002). Communication barriers and information–seeking counterstrategies in accounts of practitioner–patient encounters. *Library and Information Science Research*, 24 (1): 31–47.

Menz, F., Lalouschek, J., Reisigl, M. et al. (2006). *The Representation of Pain and Illness Narratives: Questions of Orality, Gender, and Transformation.* Oxford: Blackwell.

Mok, Z. W.Y. (2011). *The Linguistic Construction of Interpersonal Processes among People with Dementia: an application of systemic functional linguistics.* Unpublished Ph.D. Dissertation in University of Louisiana at Lafayette.

Pollard, T. & Hyatt, S. (1999). *Sex, Gender and Health.* Cambridge: Cambridge University Press.

Roter, D. & Hall, J. (1992). *Doctors Talking with Patients/Patients Talking with Doctors: Improving Communication in Medical Visits.* Westport: Auburn House.

Sacks, H., Schegloff, E. & Jefferson, G. (1974). A simplest systematics for the organization of turn–taking in conversation. *Language*, 50(4): 696–735.

Sacks, H., Schegloff, E. & Jefferson, G. (eds.). (1992). *Lectures on conversation.* (vols 1 and 2). Oxford: Blackwell.

Schegloff, E. A. (1991). Reflections on talk and social structure. In D. Boden and D. Zimmerman (eds.), *Talk and Social Structure: Studies in ethnomethodology and conversation analysis* (pp44–70). Berkeley: University of California Press.

Schegloff, E. A. (1996). Issues of relevance for discourse analysis: contingency in action, interaction and co–participant context. In E. H. Hovy & D. R. Scott (eds.), *Computational and Conversational Discourse: Burning Issues–an Interdisciplinary Account* (pp3–35). New York: Springer.

Schegloff, E. A. (1997). 'Whose text? Whose context?' *Discourse and Society*, 8(2): 165–187.

Sherratt, S. (2007) Right brain damage and the verbal expression of emotion: a preliminary investigation. *Aphasiology*, 21(3–4): 320–339.

Slade, D., Scheeres, H., Manidis, M. et al. (2008). Challenges facing emergency clinicians and patients in hospital emergency departments. *Discourse and Communication*, 2(3): 271–298.

Slade, D., Manidis, M., McGregor, J. et al. (2015). *Communicating in Hospital Emergency Departments*. New York: Springer.

Stenström, A. & Jørgensen, A. M. (2009). *Youngspeak in a Multilingual Perspective*. Amsterdam: John Benjamins.

Stonea, A., Ming, T., Cheryl, D. et al. (2012). Three types of ambiguity in coding empathic interactions in primary care visits: Implications for research and practice. *Patient Education and Counseling*, 89(1): 63–68.

Suchman, A., Markakis, K., Beckman, H. et al. (1997). A model of empathic communications in the medical interview. *Jama the Journal of the American Medical Association*, (277): 678–682.

Sundquist, J. (1995). Ethnicity, social class and health: a population–based study on the influence of social factors on self–reported illness in 223 Latin American refugees, 333Finnish and 126 South European labour migrants and 841 Swedish controls. *Social Science and Medicine*, 40 (6): 777–787.

Tannen, D. (1990). *You Don't Understand: Men and Women in Conversation*. New York: William Morrow.

Thomson, J. (2000). *Textual Resources in the Narratives of Children with and without Language Disorder*. Unpublished Master Thesis in University of Newcastle.

Thomson, J. (2003). Clinical discourse analysis: one theory or many? *Advances in Speech Language Pathology*, (5): 41–50.

Thomson, J. (2005). Theme analysis of narratives produced by children with and without Specific Language Impairment. *Clinical Linguistics and Phonetics*, 19(3): 175–190.

Toolan, M. (1998). *Language in Literature: An Introduction to Stylistics*. London: Edward Arnold.

Trudgill, P. (1984). *Applied Sociolinguistics*. London: Academic.

Valero–Garces, C. (2002). Interaction and conversational constrictions in the relationships between suppliers of services and immigrant users. *Pragmatics*, 12(4): 469–495.

Waitzkin, H. (1985). Information giving in medical care. *Journal of Health and Social Behavior*, 26(2): 81–101.

West, C. (1983). "Ask me no questions…: an analysis of queries and replies in physician–patient dialogues". In S. Fisher & A. Todd (eds.), *The Social Organization of Doctor–Patient*

Communication (pp75–106). Washington: The Center for Applied Linguistics.

White, P. (1997). Death, disruption and the moral order: the narrative impulse in mass–media 'hard news'reporting. In F. Christies & J. R. Martin (eds.). *Genre and Institutions: Social Processes in Workplace and School*(pp101–133). London: Cassell.

White, P. (1998). *Telling Media Tales: The News Story as Rhetoric*. Unpublished Ph. D. Dissertation in University of Sydney.

White, P. (2003). Beyond modality and hedging: a dialogic view of the language of intersubjective stance. *Text*, 23(2): 259–284.

Wilkinson, S. & Kitzinger, C. (2012). Conversation analysis. In K. Hyland & B. Paltridge (eds.), *Continuum Companion to Discourse Analysis* (pp22–37). New York: Continuum.

Williams, G. (2005). Semantic variation. In R. Hasan, C. M. I. M. Matthiessen & J. Webster (eds.), *Continuing Discourse on Language: A Functional Perspective* (Vol.1) (pp457–480). London：Equinox.

Wodak, R. and Meyer, M. (eds.). (2001). *Methods of Critical Discourse Analysis*. London: Sage.

Wynn, R. & Wynn, M. (2006). Empathy as an interactionally achieved phenomenon in psychotherapy characteristics of some conversational resources. *Journal of Pragmatics*, 38 (9): 1385–1397.

Zappavigna, M. (2014). Enacting identity in microblogging through ambient affiliation. *Discourse & Communication*, 8(2): 209–228.

Zimmerman, D. H. & West, C. (1975). Sex roles, interruptions, and silence in conversation. In B. Thorne & N. Henley (eds.), *Language and Sex: Difference and Dominance* (pp497–512). Rowley：Newbury House.

白解红 .（2000）.语义多层面上的性别差异 .湖南师范大学社会科学学报，4，110–114.

鲍尔多 .（2009）.不能承受之重——女性主义、西方文化与身体 .綦亮 赵育春译 . 南京：江苏人民出版社 .

陈晓燕，王彦 .（2010）.英汉社论语篇评价系统对比分析之二——介入资源 .山东 外语教学，6，20–26.

戴炜栋 .（1983）.言语性别差异分析综述 .外国语，6，1–5.

董平荣 .（2012）.多重身份关系在机构会话中的再现与重构 .外语教学，1，51–55.

杜学增 .（1998）.记 William Labov. 外语教学与研究，2，70–73.

傅蓓 .（2011）.中国妇女社会性别话语识别及其批评性分析 .外语与外语教学，4，48–52.

韩礼德 .（2015）.作为社会符号的语言：语言与意义的社会诠释 .苗兴伟等译 .北京： 北京大学出版社 .

胡壮麟，朱永生，张德禄，李战子 .（2005/2008）.系统功能语言学概论 .北京：北 京大学出版社 .

黄莹．（2006）.我国政治话语体裁中人际意义的变迁.广东外语外贸大学学报，2，42-45.

霍永寿．（2004）.弱化与语用调节论：以中医诊谈为个案.昆明：云南大学出版社.

江玲．（2012）.庭审话语中的法官身份构建.上海外国语大学博士学位论文.

李晶．（2012）.《琐事》中空间的性别政治.外语与外语教学，4，90-93.

李战子．（2004）.评价理论：在话语分析中的应用和问题.外语研究，5，1-6.

梁海英．（2014a）.医患会话中医生的多重身份构建.外文研究，3，24-31.

梁海英．（2014b）.英汉政府文件介入资源与人际意义构建对比研究.天津外国语大学学报，4，14-21.

梁海英．（2016）.系统功能语言学研究的语言使用者视角.外语学刊，6，66-69.

廖益清．（2008）.评判与鉴赏构建社会性别身份.外语学刊，6，71-75.

刘兴兵．（2008）.中国医患门诊会话的语用研究.华中师范大学博士学位论文.

刘兴兵，刘琴，邵艳等．（2007）.构建医患会话的合作原则.医学与哲学，3，41-42.

刘银姣．（2014）.微博舆论场中当事人身份范畴的建构.当代传播，4，74-76.

陆丹云．（2011）.个体化——语言异质性研究的新途径.外语研究，2，14-19.

陆丹云．（2013）.知识结构、心理语境和个体语域模型.外语研究，4，33-40.

马丁，王振华．（2008）.实现化、实例化和个体化.上海交通大学学报，5，73-81.

苗兴伟．（1998）.系统功能语法与转换生成语法对比刍议.外语研究，3，25-29.

苗兴伟．（2004）.人际意义与语篇的建构.山东外语教学，1，5-11.

苗兴伟．（2011）.否定的语篇功能.外语教学与研究，2，220-229.

苗兴伟．（2012）.语言研究的功能阐释方法.中国社会科学报，4-9（4），1-2.

牛利．（2014）.医患门诊会话结构研究.华中师范大学博士学位论文.

牛卫英．（2010）.也谈索绪尔"语言"和"言语"的关系.社会科学战线，7，153-155.

潘琪，陈宏俊．（2012）.成员分类分析的理论基础与研究.外国文学，6，98-103.

彭宣维．（2000）.英汉语篇综合对比.上海：上海外语教育出版社.

彭宣维．（2010）.汉语的介入与极差现象.当代外语研究，10，55-62.

彭宣维．（2011）.语言与语言学概论——汉语系统功能语法.北京：北京大学出版社.

彭宣维．（2015）.评价文体学.北京：北京大学出版社.

施海淑．（2013）.巴特勒操演理论研究.陕西师范大学博士学位论文.

索绪尔．（2009）.普通语言学教程.高明凯译.北京：商务印书馆.

汤斌．（2014）.Maton的合理化语码理论与系统功能语言学的合作.现代外语，1，52-61.

唐青叶，李东阳.汉英语气系统对比分析与翻译.上海翻译，3，69-73.

王飞华．（2014）.汉英语气系统对比研究.上海：复旦大学出版社.

王晋军．（2002）．医生和病人会话中的问句和权势关系．解放军外国语学院学报，5，10–14.

王振华．（2001）．评价系统及其运作——系统功能语言学的新发展．外国语，6，13–20.

王振华，路洋．（2010）．“介入系统”嬗变．外语学刊，3，51–56.

卫春艳．（2015）．医患交际中的语用移情研究．中北大学学报，3，73–78.

魏在江．（2003）．英汉语气隐喻对比研究．外国语，4，46–53.

吴明隆．（2010）．问卷统计分析实务——SPSS 操作与应用．重庆：重庆大学出版社．

向平，肖德法．（2009）．中国大学生英语议论文介入资源研究．外语与外语教学，4，22–26.

辛斌．（2005）．批评语言学：理论与应用．上海：上海外语教育出版社．

徐大明．（2004）．言语社区理论．中国社会语言学，1，18–28.

许力生．（1997）．话语风格上的性别差异研究．外国语，1，42–47.

杨婕．（2008）．《话语与身份》介评．现代外语，4，431–433.

杨石乔．（2010）．基于语料库的汉语医患会话修正研究．上海外国语大学博士学位论文．

于国栋．（2009）．医患交际中回述的会话分析研究．外语教学，3，13–19.

于洋．（2013a）．微博中群体的构建：系统功能语言学新视角．东岳论丛，1，187–190.

于洋．（2013b）．基于语料库的环境话语中的联合研究．山东大学博士学位论文．

岳颖．（2011）．学术语篇的介入资源与人际意义构建．当代外语研究，7，30–35.

张爱玲．（1995）．论女性语言的特点及其文化内涵．外国语，1，73–77.

张德禄．（2009）．汉语语气系统的特点．外国语文，5，1–7.

张会平．（2013）．基于语料库的中国学习者英语概念迁移研究．东北师范大学博士学位论文．

张冉冉．（2015）．介入意义在现代汉语词汇－语法层次上的体现方式研究．北京师范大学博士学位论文．

祝畹瑾．（1985）．社会语言学译文集．北京：北京大学出版社．

朱永生．（2012）．系统功能语言学个体化研究的动因及哲学指导思想．现代外语，4，331–337.

朱永生，王振华．（2013）．马丁学术思想研究．北京：北京大学出版社．